远离失眠
中医自我疗法

主　编　王进虎　李俊华　钟芳红

副主编　王文军　赵粉丽

世界图书出版公司

西安　北京　广州　上海

图书在版编目（CIP）数据

远离失眠：中医自我疗法/王进虎，李俊华，钟芳红
主编. —西安：世界图书出版西安有限公司，2022.1
ISBN 978 - 7 - 5192 - 9028 - 3

Ⅰ.①远…　Ⅱ.①王…　②李…　③钟…　Ⅲ.①失
眠—中医治疗法　Ⅳ.①R277.797

中国版本图书馆 CIP 数据核字（2021）第 227736 号

书　　　名	远离失眠:中医自我疗法
	YUANLI SHIMIAN：ZHONGYI ZIWO LIAOFA
主　　　编	王进虎　李俊华　钟芳红
责任编辑	胡玉平
装帧设计	绝色设计
出版发行	世界图书出版西安有限公司
地　　　址	西安市高新区锦业路都市之门 C 座
邮　　　编	710065
电　　　话	029 - 87214941　029 - 87233647（市场营销部）
	029 - 87234767（总编室）
网　　　址	http://www.wpcxa.com
邮　　　箱	xast@ wpcxa.com
经　　　销	新华书店
印　　　刷	西安牵井印务有限公司
开　　　本	787mm×1092mm　1/16
印　　　张	13.75
字　　　数	300 千字
版　　　次	2022 年 1 月第 1 版
印　　　次	2022 年 1 月第 1 次印刷
国际书号	ISBN 978 - 7 - 5192 - 9028 - 3
定　　　价	58.00 元

医学投稿　xastyx@163.com‖029 - 87279745　029 - 87279675
（如有印装错误,请寄回本公司更换）

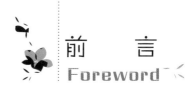

前　言
Foreword

　　我是一名老中医，1964 年毕业于西安医学院（现西安交通大学医学部）。我的生理老师陈隆顺老师一直从事经络研究的工作，自然就熟悉针灸。他是一位十分热心而又负责任的老师，常常利用暑假为我们几个未回家的同学举办针灸学习班，从此我就和针灸结下了不解之缘。回到家乡，我常用针灸为乡亲们治病，以至于后来有的乡亲竟以为我是学针灸专业的。后来我又脱产系统学习了两年中医理论，故职业为中医师。

　　到部队后，我经常用针灸为官兵服务，外出训练、接兵，我都用针灸为群众服务。1970 年中苏关系紧张时，部队经常拉练。我所在部队属于步兵，行军全凭两条腿走路，行军途中常有战士脚踝扭伤，受伤后不能行走，痛苦万分。我就琢磨着能否用针灸治疗。通过反复实践，我终于找到了治疗踝关节扭伤的 5 个穴位，但穴位过多，不易为人所接受。

　　1987 年，我遇到一位踝关节扭伤的女患者，她说啥都不接受针刺治疗，最后只扎了一个扭伤穴。结果让我喜出望外，她的脚不痛了，可以行走了。这件事使我认识到，这个扭伤穴是治疗踝关节扭伤的关键穴位。此后，但凡遇到这样的患者，我就只扎扭伤穴，效果同样很好。

　　1999 年，我去汉中石门水库旅游。在下山途中，遇到一位解放军同志背着一名女青年向山下走。我估计她是脚扭伤了，就问了一下，确实如此。我就让她坐在路边的台阶上，由于没有带针，就用手按摩她的扭伤穴。情况完全出乎我的预料，按摩了 15 分钟，她就不痛了。我让她走走看，也能走了，随后就和我们一起走下了山。由此，我意识到绝不能小觑按摩。

在此之前的几十年里，我也经常给患者做按摩治疗，但都没有这次体会深刻。这就给我重新下功夫研究按摩理论和实践操作带来了启示。2000年，我编写的《现代中医美容学》一书中就加进了按摩美容的内容。我系统地学习了中医经络的有关理论和全息理论。在此基础上，我就琢磨着用按摩来治疗失眠的穴位与方法，并查阅了大量前人用针灸按摩疗法治疗失眠的经验。我自己就是一名失眠者，曾进行了几组穴位组合按摩治疗失眠效果对照的试验，并就各种自然疗法进行了深入研究，在实践中积累了很多经验，使我彻底摆脱了失眠的困扰。为了让更多的失眠朋友走出失眠的困境，我将这些经验和心得体会写出来，让更多的朋友分享，这就是我写这本小册子的初衷了。

在这本小册子里，我所介绍的方法，就是发挥"人体最大的药库"——穴位——的作用，通过自我按摩、泡脚、穴位贴敷、耳穴贴压等自然疗法，调动机体自身在防病治病中的积极性，不依赖药物，让机体自我修复，达到逐渐消除失眠的目的。很多人一旦出现失眠，首先想到的是药物治疗。实际上，药物治疗会产生非常强的依赖性及毒副作用，它们对人体的危害非常大。出现失眠，首先采取的应该是对人体健康安全、无毒无害的自然疗法。在这本小册子里，我介绍了很多方法，有失眠问题的朋友可以自由选择。这么多治疗方法，总有一款适合你。适合你的就要行动，就要坚持，只有坚持调动机体自身在防病治病中的积极性，不依赖药物，自我修复，才能达到逐渐祛除失眠的目的。达到目的，才能成功，才能远离失眠。

该书几乎是我一生同失眠斗争的总结。希望该书出版后，能给失眠者带来希望的福音。说明一点，在本书的编写过程中，前三章及第四章的第十三节、第十四节由西安邮电大学钟芳红编写，其余由王进虎、李俊华编写。

编者

丁春日于掘翁书室

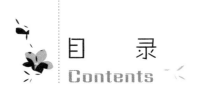

目 录
Contents

第一章 睡眠的基础知识

第一节 睡眠生理

一、什么是生物钟?

生物钟又称生理钟。它是生物体内一种无形的"时钟",实际上是生物体生命活动的内在节律性,它是由生物体内的时间结构序所决定的。世界上所有动物都有一种叫"生物钟"的生理机制,也就是从白天到夜晚的一个24小时循环节律。生物钟是受大脑的下丘脑"视交叉上核"控制的,人类有昼夜节律的睡眠、清醒和饮食行为都归因于生物钟的作用。生物钟有四点功能,即提示时间、提示事件、维持状态和禁止功能。提示时间是指在一定的时间必须做某事,到了这个时间,人们就会自动想起这件事来,比如你想明天早上6点起床,到时就会自动起来。提示事件是指当遇到某事时,生物钟可以自动提示另外一个事件的出现。比如看到熊猫,人们就会想到它是中国的国宝,它喜欢吃竹子,它是中国作为友好象征出使国外的使者等记忆块。维持状态是指人们在做某一事时,能够使人一直维持这种状态,一直做下去的力量。要听完一堂课,人们就必须用生物钟的该功能才能听完,否则就会瞌睡不已,甚至逃课。禁止功能是指机体某个功能或行为可以被生物钟禁止功能终止。比如遇到一次恐怖的事件(如地震),人们无论在做什么,都有可能逃跑,这种逃跑就是对前面所做事物的终止。如果没有这种终止,这个人就会长期睡下去成为植物人。植物人发生的原因可能与此功能的失控有关。

许多生物都存在着有趣的生物钟现象。例如，在南美洲的危地马拉有一种第纳鸟，它每过 30 分钟就会"叽叽喳喳"地叫上一阵子，而且误差只有 15 秒，因此那里的居民就用它们的叫声来推算时间，称为"鸟钟"；在非洲的密林里有一种报时虫，它每过一小时就会变换一种颜色，在那里生活的家家户户就把这种小虫捉回家，看它变色以推算时间，称为"虫钟"。在植物中也有类似的例子，在南非有一种大叶树，它的叶子每隔两小时就翻动一次，因此当地居民称其为"活树钟"；在南美洲的阿根廷，有一种野花能报时，每到初夏晚上 8 点左右便纷纷开放，被称为"花钟"。至于我们人类，每个人都有自己的"生物钟"，如果一个人长时间改变自己的生活节律，就会改变体内激素分泌量，导致自主神经功能紊乱，体内生物钟必然受到影响。因此，要尽可能提倡顺应人体内部规律的生物钟养生法。

最佳起床时间：早晨 5～6 时是人体生物钟的"高潮"，体温升高，此时起床会精神抖擞。最佳饮水时间：起床后饮水既可补充一夜消耗的水分，又可稀释血液，有洗涤肠胃、防止血栓形成的作用。餐前 1 小时喝一杯水，有助于消化液的分泌，促进食欲；睡前饮水，可冲淡血液，使循环通畅。最佳工作时间：上午 10 时至下午 3 时工作效率最高。一般而言，上午适于脑力劳动，下午适于体力劳动。最佳午休时间：人脑的活动能力在下午 1 时左右最为低落，故此时午睡最佳。最佳锻炼时间：一般下午 4 时以后，是进行体育锻炼的最佳时间，这时人体耐力上升，肌肉温度高，血液黏滞性最小，关节最灵活。最佳减肥时间：饭后 1 小时左右缓速步行 20 分钟，有利于消耗热量，以利减肥。最佳刷牙时间：应在饭后 3 分钟内进行，因此时口腔内细菌分解食物残渣所产生的酸性物质会腐蚀和溶解人的牙釉质，此时刷牙效果最好。最佳吃水果时间：饭前 1 小时吃水果有益无害，饭后 2 小时吃水果其营养成分最易被吸收。最佳喝牛奶时间：牛奶中含有一种成分，具有催眠、镇静作用，因此睡前喝一杯牛奶，既可补充营养，又有助于睡眠。

人体这些规律的变化，都是因为受到生物钟的调控。如果生物钟被人为破坏了，久而久之所形成的规律即习惯，将会导致人体生理功能紊乱，给人体带来各种麻烦，诸如失眠等疾患，使患者失去昔日的健康。所以无论我们做什么事情，都应按生物钟的规律来行事，否则就会导致疾病横生。如果生物钟几十年都相对稳定，那么，身体健康状况就会保持良好；反之，生物钟一旦被打破，处于紊乱状态，就会产生各种各样的不适和疾病，有的甚至可能危及生命。

二、睡眠对健康的重要性

大多数人都有这样的切身体验：睡眠质量的好坏直接影响着我们的工作、学习和生活，长期睡眠不足则会给身体带来一系列危害。科学研究发现：一个人只喝水，不吃饭，可以活 20 天；一个人不喝水，不吃饭，即不吃不喝，可以活 7 天；如果不睡觉，吃喝照常，人只能活 5 天。由此可见，睡眠比吃饭、喝水更重要。有睡眠障碍的人，往往面色灰黄，思考能力及记忆力减退，警觉力与判断力下降，免疫力低下，内分泌紊乱，衰老过速，甚至可能诱发癌症等疾病。有关文献显示：睡眠障碍者每天的衰老速度是正常人的 2.5 ~ 3 倍。美国圣地亚哥退伍军人医院的试验报告显示：第一天的睡眠不足，就可导致第二天免疫力下降，其中 78% 的人呈大幅度下降。许多人有一个误区，即失眠伤人，但睡得不深、易惊醒、醒得过早等浅睡眠状态对人体伤害不大。专家指出，浅睡眠对衰老、智力、免疫力的危害与失眠所造成的危害几乎相当。睡眠的重要性可从以下几个方面来具体说明。

（一）消除疲劳，恢复体力

人们都知道，困了就要睡觉，这是为了消除疲劳。睡眠是一种生理反应，是大脑皮层神经细胞兴奋之后产生抑制的结果。当抑制在大脑皮层占优势的时候，人就会睡觉。人们在生活中，有工作，有休息；在神经活动中，有兴奋，有抑制。抑制是为了保护神经细胞，以便让它重新兴奋，让人们继续工作，这样周而复始地循环着，维持着人的生命活动。当人们经过一整天的各种活动后，身体的各个器官都处于疲劳状态，睡眠是消除疲劳的主要方式。在睡眠期间，胃肠及有关脏器会更充分地合成并制造人体所需的能量物质，以供活动时使用。同时，由于睡眠时体温、心率、血压下降，呼吸及部分内分泌减少，基础代谢降低，就有利于体力的恢复。良好的睡眠能使人消除疲劳，恢复体力，保持体内各个脏器功能的平衡。睡眠是人体进行自我调节的重要方式。一个人的睡眠状态好，就能更好地实现人体器官的"排毒"。一旦失眠，人体就会出现诸多不适：白天精神萎靡不振，老想睡觉；到了晚上又精神兴奋，睡不着。

(二)保护大脑，恢复精力

科学研究发现：在人们清醒的时候，大脑的各个部分通过神经元及化学介质不断进行通信，就像快速进行数据交换的互联网和终端机。然而，在深度睡眠的时候，大脑的不同节点之间就失去联系。"大脑分裂成了不能互相交流的独立小岛"，平时高度紧张的神经突触得以减速、休息。这就使大脑得以抛却一切比较陈旧的、随机的、不太重要的记忆，从而为刷新记忆提供了可能。从理论上看，这将使人在新的一天里获得更多的知识，这就是为什么人在醒来后，感觉头脑特别清醒、敏捷，充满能量。

(三)增强免疫力，康复机体

当人处于睡眠状态时，体内代谢的有害物质会减少，同时能大量分泌可以增强免疫的物质。科学家通过实验显示：免疫系统在睡眠的时候得到修复，并转而对睡眠起调节作用。通常我们都有这样的经历：假如连续好多天严重睡不好觉，我们就容易感冒，这就是免疫力降低的最初表现；如果长时间没有足够的睡眠，免疫功能就会下降，久而久之，就会影响其他的功能，从而造成身体健康状况下降。有研究证实：睡眠除了可以消除疲劳，使人产生新的活力外，还与提高免疫力、抵抗疾病的能力有密切关系。良好的睡眠可以明显增加体内淋巴细胞的数量，可以有效增强人体免疫力。

(四)延缓衰老，促进长寿

世界卫生组织把"睡得香"作为健康的重要客观标志之一，可见睡眠对生命与健康是何等重要。人的一生有1/3时间在睡眠中度过，睡眠质量的好坏直接影响到人们的身心健康。有研究证明：在高质量睡眠状况下，体内能够出现一系列有利于生理的变化，起到除病延年的作用。人在卧位睡眠时，脑的供血量是站立时的 7 倍。睡眠时大脑血流量增加，既能满足脑细胞对血氧的需求，又能促进脑代谢产物的排泄。肝脏是人体最大的"化工厂"，负责解毒和许多新陈代谢的工作。在睡眠状态下，进入肝脏的血流量是平时的几倍。流经肝脏的血流量增加，有利于增强肝细胞的功能，提高解毒能力，并加快蛋白质、氨基酸、糖、维生素等营养物质的代谢，从而维持机体内环境的稳定。人在熟睡时，分泌的生长素是白天的 6 ~ 7 倍，对儿童和青少年来说，可促进其成长发育；对老年人来说，可激活体内各种活性酶，加速新陈代谢，延缓衰老。所以说充足的睡眠可延缓衰老，就是这个道理。

（五）保护人们心理健康

21 世纪处于工作和生活节奏加快的"E"时代，也称之为"心理疾病时代"。每个人都要面对来自各个方面巨大的压力，都可能会遇到不同的心理危机。青年人可能遇到恋爱和学业等方面的危机；中年人可能会遇到职位升降和社会关系等方面的危机；而老年人则可能出现以精神和身体疾病为主的危机。面对危机如果排遣无方，难以摆脱心理的困境，则会导致情感、理智和行为上的错位。失眠症、抑郁症、焦虑症、强迫症、精神障碍等疾病就会乘虚而入。有失眠经历的人，都会觉得睡眠不足会使人次日情绪低沉，没有精神，注意力不集中，记忆力下降。

（六）好睡眠是"性福"的保障

睡眠专家最新研究发现，睡眠不足会导致男性性功能下降。因为睡眠差会影响性激素的分泌，还可以影响和性生活有关的其他因素。性功能低下或有阳痿的人，多半都睡眠不足，对性生活缺乏兴趣，形成恶性循环，造成性功能低下。

（七）科学睡眠，有利于皮肤美容

人们常说"睡美人"，顾名思义美人是睡出来的。睡眠的充足与否，对一个人的精神状态和外表的美，有着直接影响。"爱吃的女人衰老早，会睡的女人美到老"是知名国际影星奥黛丽·赫本的名言。充足的睡眠使皮肤能够得到合理的休息，是青春永驻的基础。这是因为当人处于睡眠状态时，血液才能充分地通过毛细血管达到皮肤层。充足的血液循环，能为皮肤提供充足的营养，起到延缓衰老的作用。其次，合理的休息，可促进皮肤细胞的分裂。一天当中，皮肤新陈代谢最旺盛的时间是在晚上，特别是晚上 10 点到凌晨 2 点之间，这是对肌肤调理修复的最好时段。皮肤在这个"黄金时段"细胞分裂活跃，活动力强，修复保养也最有效。

三、正常人每天需要多长时间的睡眠？

健康成年人每天的睡眠时间平均在 7.5 小时左右，但这不是一成不变的。在人的一生中，睡眠时间有随着年龄增加而逐渐减少的趋势。婴儿时期，一天需要将近 16 小时的睡眠时间；到了青少年时期，则需要 8～9 小时的睡眠；但到了中老年期，每天的平均睡眠只需要 5～6 个小时就够了。对每个人而言，睡眠时间也是因人而异的，不同个人的睡眠时间存在着较大的个体差异，有一部分人可能生来睡眠时间就比较少；而另一部分人可能需要更长时间的睡眠。有人每天需要 8～9 小时睡眠，第二天才能精力充沛，有的人只需 5～6 小时就够了。这和人的年龄、性别、生活环境，甚至遗传因素有关。据说拿破仑每夜只睡 3 小时，而德国诗人歌德有时竟能够连续睡 24 小时。在我们身边，也会发现有的人天天起得很早，每天只睡 6～7 小时就行了；而另外一些人好像生来瞌睡多，甚至不吃不喝可以连睡十几个小时。如何评价一个人睡眠够不够呢？一般认为：不论每天睡眠时间是长是短，只要这个时间是比较稳定的，并且睡醒后感到轻松、舒适，头脑清醒，日间活动警觉水平适当，办事效率高，学习记忆力好，那他的睡眠就是正常的。这里主要是看个人自我感觉如何了。

笔者曾遇到一位 20 世纪 50 年代入伍、只上过两年小学、入伍时连信都写不了的人。他在部队当了炊事员，每天只需要睡 4～5 小时，中午从不休息，除了睡觉、工作、吃饭外，其余时间都是看书学习。他通过自己的努力，刻苦自学，两年后竟当上了连队的文书。笔者在连队当过兵，知道文书在连队就是连长、指导员的秘书，任务就是抄抄写写。后来他转业到我国的老石油工业基地玉门石油管理局党委宣传部，当了一名宣传干事。笔者听他辅导过《矛盾论》，他讲得头头是道，逻辑性非常强，对他非常佩服。他的成功，笔者个人认为有三个原因：一是他天资聪颖，悟性特高，学了就能记住；二是睡眠时间特别少，使得他有充分的时间来保证学习；三是他自己有持之以恒、不懈努力的精神，这是成功的基石。试想一个再有天资，再有时间，整天只知道吃喝玩耍，不去努力学习的人能成功吗？那绝对是不可能的。只有那些虽然基础差，但是不用扬鞭自奋蹄的人，才有可能到达自己理想的彼岸。

每个人睡眠的时间和质量也不可能是一条直线、恒定不变，偶尔会出现波动，这是正常的现象。偶尔出现的睡眠不足或失眠，对健康不会产生什么不良影响。怎样来衡量一个人睡眠足不足呢？只要醒来不感到很累、很疲乏，不必强求一定要睡几个小时。睡眠时间因人而异，而且差距十分大，这是常见的现象。

据美国一项《睡眠时间之长寿研究》报告显示：通过对 100 万名 30～102 岁的研究对象进行研究发现，每天仅睡 6～7 小时的人，比每天睡眠超过 8 小时或少于 4 小时的人死亡率要低很多，其中每天睡 7 小时的人死亡率最低，而即使是只睡 5 小时的人，这个系数也要低于睡够 8 小时的人。据此说明每天睡 7 小时最为合适，睡得再多或者再少，对身体都是有害而无任何益处的。所以在睡醒后，赖在床上而不愿意起床，对身体健康是无任何意义的。笔者还是建议每天晚上 10 点左右上床为最佳，因为从夜里 11 点到凌晨 3 点为睡眠的"黄金时间"。此时，人体的体温、脉搏、呼吸及全身状态都处于最低潮。人上床以后 1.5 小时即进入深睡眠状态，这对人体全身及各个系统功能的恢复及修复有着良好的作用。另外还建议大家中午适当地"充点电"，即午休一会儿，以便于下午工作有精神、效率高，时间不一定长，20 分钟或半个小时就可以了。

这里顺便说一下关于午睡的问题。人们常说"午睡是人们的充电器"，午睡是重要的养生方式，但并不是每一个人都需要午睡，享受午睡可以充分休息和放松心情，但并不一定是必需的。身体好、夜间睡眠充足的人，白天精力充沛，不午睡通常也不会影响身体健康。对于没有这种需求的人，强迫午睡，反而会扰乱其自身的生物钟，导致疲劳和困倦。对于没有午睡习惯的人，顺其自然是最好的方式。另外有失眠习惯的人，最好也要避免午睡。但是，对于从事脑力劳动的"上班一族"、大中小学生或体力虚弱者、老年人，中午还是应该睡 30 ~ 60 分钟午觉。利用好短短的午睡时间，可以让你下午神采奕奕、精神焕发！精力充沛地做好自己所从事的工作。

第二节　睡眠障碍

一、什么是失眠？

　　失眠是指长期不能获得所需求睡眠质和量方面的要求，以致不能坚持白天的正常活动。失眠表现为入睡困难或保持睡眠状态困难，主要表现：轻者为入睡困难，睡眠中易醒，并难以再次入睡，早晨过早醒来；重者彻夜难眠，常伴有头痛、头晕、神疲力乏、心悸健忘、心神不安，患者常对失眠感到焦虑和恐惧。随着城镇化、工业化、现代化和科学信息化进程的飞速发展，社会生存竞争越来越激烈，导致人的睡眠不足，甚至严重失眠；同时，社会竞争中各种生活应激事件带来的心理压力，是现代社会精英群体造成失眠的一大重要因素。许多躯体疾病会引起失眠，相反，失眠又会加重疾病，二者互为因果关系。失眠是临床常见病症之一，虽不属于危重疾病，但会妨碍人们正常生活、工作、学习和健康，并能加重或诱发心悸、胸痹、眩晕、头痛、脑卒中等病症。顽固性失眠，给患者带来长期的痛苦，甚至形成对安眠药物的依赖，而长期服用安眠药物又可引起医源性疾病。全球人口中，有 20% ~ 30%（包括成人和儿童）人群受到失眠的严重影响，有的失眠者已经严重影到日常行为和生活，失眠俨然已发展成为世界性的难题。世界卫生组织统计，发达国家失眠的发生率为 27%，中国人失眠的发生率为 38.2%，并且呈现患病率高、并发症多、危害性大、就医率低的特点，但却仍未引起社会的足够重视。所以，对失眠的防治仍是十分迫切而且必要的。目前，失眠已引起世界卫生组织的高度重视，世界卫生组织已把每年的 3 月

21 日定为"世界睡眠日"，并对睡眠知识进行普及，以唤起人们对失眠的认识和重视。

二、长期失眠百病生

睡眠对人体健康相当重要，是人体各组织休息和自我修复的重要手段，维持着"人体王国"的自我防御功能和免疫力，使人体永远充满活力。人体的生理活动是有一定规律的，比如说晚上 9～11 点为人体免疫系统的排毒时间；夜间 11 点至凌晨 1 点为人体肝的排毒时间；凌晨 1～3 点为人体胆的排毒时间；凌晨 3～5 点为肺的排毒时间；夜间 11 点至凌晨 3 点为人体的造血时间。以上这些过程必须在熟睡中进行，可见熟睡是这些生理活动的基础。如果长期失眠，就会导致这些生理活动不能正常进行，使身体产生一系列疾病。这是对机体的影响，继而是对精神上的影响，这些影响会逐渐使自己的生活变得一团糟。只有体会过失眠痛苦的人才知道，失眠是多么可怕，它给人们带来的痛苦是无法想象的，它的危害主要有以下几个方面。

（一）身心受到极大折磨

失眠症的临床症状复杂多样，除了晚上难以入睡、早醒、中间间断易醒或多梦、多噩梦、似睡非睡或通宵难眠外，白天还会出现昏昏沉沉、神疲乏力、头晕或胀痛、注意力不集中、记忆力下降、口苦、口干、心烦易怒；或出现烘热、出汗；或胃脘不适、嗳气、泛酸；或耳鸣、脑响、眼周围青黑、面颊长色斑、女子月经失调等。

（二）导致诸多脏器功能紊乱

长期失眠，会导致诸多脏器功能紊乱、免疫力下降，导致正常生活规律紊乱，严重影响工作效率和生活质量。对健康人来说，晚上睡眠是一种休息和享受；对失眠症患者来说，一到晚上就害怕，担心长夜如何熬过。这类患者可能不被周围人所理解，进而导致内分泌失调、记忆力下降、免疫力下降、精神恍惚或精神异常，这样会加速人体衰老，甚至会引起痴呆症、抑郁症、高血压、糖尿病、心脑血管病等重大疾病的发生，危及生命。

失眠虽然不是什么不治之症，也不是什么绝症，但长期失眠给人体健康所带来的损害是不可估量的。如果出现失眠，就应查找原因，针对原因进行调理，使其功能逐渐达到平衡，不要再出现不该出现的症状。和我们的人类社会一样，社会平等，社会就安定，就稳定，就不会出乱子。我们的身体，像一台天平一样。作为医生，不管你采取什么方法，是吃中西药、打针，还是针灸、拔罐、按摩、耳针或其他各种自然疗法，目的只有一个，就是使失眠症状消失，使患者不再为失眠所折磨，使身体感到舒舒服服，能吃能睡，工作起来有劲头。这就像天平一样，使其达到了平衡。对付失眠，我们的宗旨是既不用吃药，也不用打针，而是教给患者一种不用求医，不用别人帮助，用自己手来按摩自己身上的穴位，或自己通过各种自然疗法来为自己解除病痛的方法。也就是说，自己做自己的医生，这样既不花钱或少花钱，又不求人，也不花费时间，就能请到一位永远守护着自己的保健医生，这样的好事何乐而不为呢?! 这就是笔者写这本小册子的初衷了。

实践证明，这个行之有效的自我保健方法，在笔者的日常医疗活动中，不知给多少人解除了病痛，又不知省了多少时间和费用。在掀起全民保健热潮的今天，非常值得推广，能够更好地为人民健康服务! 有一位 112 岁的老中医临终前揭秘自家祖传的 100 种养生秘方。第一条是"记住睡眠是养生的第一要素。睡眠的时间应该是晚 9 点至凌晨 3 点。因为这个时间是一天的冬季，冬季主藏，冬季不藏，春夏不长，即第二天没精神"。一针见血地指出了睡眠是人体健康的第一要素。最近，美国纽约医学院精神医学专家在发表的一篇文章指出：在随访调查近百名 90 岁老人的生活状况后发现，活过 90 岁的人通常共同有 19 种特征。其中之一是每天过着知足的日子，都有早起的习惯，平均睡眠时间为 6~7 小时。这一研究揭示了老年人每天睡 6~7 个小时就够了。

(三) 失眠的分类

当前社会竞争十分激烈，人们的压力越来越大，神经衰弱也越来越频繁地出现在人们的视线中，很多人都患上了不同程度的神经衰弱。导致失眠的原因是各种各样的，失眠表现的形式也因人而异、形形色色，但总的来说不外乎入睡困难和早醒两种，或二者兼具。具体分类分述于后。

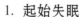

1. **起始失眠**

表现为入睡困难，躺在床上一直没有睡意，胡思乱想，脑子里像过电影一样，直到后半夜才能入睡。这种情况多由精神紧张、焦虑、恐惧等原因引起。

2. **间断失眠**

表现为睡不安宁、容易惊醒，常易做噩梦。一般多见于中年人消化不良或睡前吃得过饱。

3. **早　醒**

入睡并不困难，但持续睡眠时间并不长，醒得特别早，有的人甚至凌晨1、2点醒来，再也无法入睡，一晚上睡不满5～6个小时。多见于老年人、高血压、脑动脉硬化、精神抑郁患者。

4. **慢性失眠**

慢性失眠的特点是持续时间较久，与一般躯体疾病有比较密切的联系，这些疾病包括心血管疾病、高血压、神经系统疾病、呼吸系统疾病、泌尿系统疾病、慢性疼痛、胃肠疾病和癌症等。这种联系是"双向"的，一方面慢性失眠患者发生这些疾病的风险会高于没有失眠的人；另一方面，这几种躯体疾病患者在患病后出现失眠的可能性也会增加。换言之，失眠既可能是躯体疾病的一个"诱因"，也可能是其"结果"。此外，治疗躯体疾病的一些药物也可能会诱发失眠。失眠和精神疾病的联系更为密切和复杂。在临床常见的精神疾病中，失眠和抑郁障碍、焦虑障碍联系最为密切，这种联系可表现为以下三方面。

▶ 失眠作为这两种障碍的一个症状，此时患者应被诊断抑郁障碍或焦虑障碍。

▶ 开始是"单纯性"失眠，后来极有可能会诱发抑郁障碍或焦虑障碍。如有研究报道，与没有失眠的人相比，失眠者在此后一年中新发抑郁障碍的风险是其40倍，新发焦虑障碍的风险是其6倍。

▶ 抑郁障碍或焦虑障碍经过有效治疗后缓解，却长期存在失眠症状，此时这两种疾病可看作是慢性失眠的诱因。此外，物质滥用相关障碍、双相情感障碍、精神分裂症等疾病也常见失眠症状。在临床上，慢性失眠和精神疾病的"因果"关系往往不容易被清晰地加以确定。此时重要的是针对所有主要症状进行治疗。

(四) 失眠的诊断

对于失眠症的临床诊断，并没有精确的量化标准，但有两方面的因素是必不可少的，其一是睡眠质量不佳，常见如入睡时间过长、睡眠多噩梦与惊醒、睡眠时间总量不足等；其二是日间残留效应，通常表现在身体与精神两个方面，即体力下降、易疲劳、嗜睡、情绪烦躁或消沉、反应迟钝、精细作业能力下降等。如果一个人偶然几天没有睡好，但没有明显的日间残留效应，这不是失眠症；而另一些人，每天总计睡眠时间正常甚至超常，但睡眠过程中质量不高，伴有明显的日间残留效应，则很可能属于失眠症。失眠症覆盖的人群众多，但并不是"睡不着就是失眠"。专家认为，仅有睡眠量减少而没有白天感到不适，不能视为失眠。主要是看睡眠质量以及睡后的精神状态。一般来说，失眠就是到了睡眠的时间，自己很想睡觉，但躺在床上很难入睡，持续超过 30 分钟仍未睡着；或者即使勉强入睡，也容易惊醒或憋醒，几乎每次醒来的时间都超过 30 分钟，也就是说不能维持良好的睡眠，其质和量都不能令人满意。这样造成的后果就是睡眠不足，继而导致许多不适症状和精神表现，例如头晕目眩、心惊气短、体倦乏力，不思饮食、终日警惕、胆怯恐惧、焦躁易怒、胸胁胀满、恶心口苦、腰酸腿软、注意力不集中、健忘、工作与学习效率降低。如果失眠症持续时间越长，治疗难度就会越大，这就会给工作与学习带来很严重的负面影响。在非器质性失眠症的诊断上，不能把正常的睡眠时间作为判断偏离程度的标准，因为人们的睡眠时间有差异，有些人只需很短时间的睡眠，就一切正常，不应被诊断为失眠症；相反，有的人睡眠时间从客观上看完全在正常范围内，但是他们却因睡眠质量之差苦不堪言。根据世界卫生组织编写的《精神与行为障碍分类》对非器质性失眠症的诊断标准为：

▶ 入睡困难，或难以维持睡眠，或睡眠质量差。

▶ 睡眠紊乱每周至少发生 3 次，并持续 1 个月以上。

▶ 日夜专注于失眠，过于担心失眠的后果。

▶ 对睡眠质或量的不满意引起了明显的苦恼或影响了社会及职业功能。

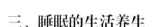

三、睡眠的生活养生

（一）走出传统治疗模式，让失眠者自己拯救自己

很多人一旦出现失眠，首先想到的是药物治疗。实际上，药物治疗会使患者产生非常强的依赖性，并且还有一定的毒副作用，它们对人体的危害非常大。出现失眠，首先采取的应该是对人体健康安全、无毒无害的非药物疗法。非药物疗法有很多，比如饮食疗法、音乐疗法、放松疗法、穴位按摩疗法、泡脚疗法、体育疗法、暗示疗法等等，笔者将在后面的有关章节里详细介绍。

现代讲养生的医生都这么说："自己是自己身体最好的保健医生。"笔者在这里讲让失眠者自己拯救自己，就是让失眠者自己当自己的保健医生。要当保健医生，首先得用保健知识来武装自己的头脑；其次，还要有熟练的操作技能；掌握了保健知识及操作技能，还要持之以恒地进行保健治疗，让体内失调的阴阳慢慢地趋于平衡，使失眠由减轻到最终消失，这样才尽到了一名保健医生的责任。笔者把自己几十年来同失眠进行斗争的经验总结出来，目的是用它来武装失眠者的头脑，使失眠者掌握同失眠作斗争的武器，在斗争中不再走弯路，这也正是写这本书的初衷。

所谓自己拯救自己，就是不求医生，用这本小册子上所介绍的单方验方、简单的中医特效方剂、疗效确定的中成药、泡脚疗法治疗失眠，特别重点推介的是老祖宗留下来的中医瑰宝——经络穴位按摩疗法，这是本书的重中之重。因为只要失眠者学习了本书所介绍的方子、方法，自己就会照着做，自己给自己当医生，不用再求医生，不用花钱或少花钱，不用场地，不用设备，不用占时间，随时随地都可以进行治疗。这样的好事我们何乐而不为呢？为什么让它白白浪费掉呢？我们要重拾这把利剑，同失眠患者携起手来，向这一困扰人们生命健康的顽症——失眠症——开炮！让其远离我们，使人们每天都能舒舒服服地睡眠，第二天能精力充沛地从事自己的工作，让忙碌的人们在一天工作之余，能迅速恢复体力、头脑清醒、思维清晰。不要再受失眠困扰，提高我们的生活质量和学习、工作的效率。为了达到这个目的，笔者将在后面的章节里详细地介绍这些不用服药、不用求医、自己解决自己睡眠障碍的实用而易于操作的方法。当然这些方法要变成同失眠作斗争的武器，还得有一个过程，这个过程包括认真学习这些方法，反复演练，不断总结，熟练地掌握操作技巧，持之以恒、耐心坚持，天天认真地去做，才能取得疗效。这也是我们干成每一件事情必备的基本条件。三天打鱼，两天晒网，想起了就做，想不起就不做，没有一种坚韧不拔的顽强精神，这个目标是达不到的。目标永远都只向努力进取的人招手，向懒惰而不努力的人说拜拜，这是宇宙间永恒的定律。

(二) 失眠怎样才能不依赖安眠药?

小王大学毕业后到一家外资企业搞技术工作，虽然待遇很不错，但工作十分紧张，而且极不稳定，稍有不慎就会被老板炒鱿鱼。紧张的工作，加上激烈的竞争，经常让他夜不能寐，到了第二天头昏脑涨，工作效率极低。为了不影响工作，他不得不请医生开了安眠药，开始每晚服1片，效果十分灵验，可连续服用一段时间后，他就感到效果越来越弱了，必须服2片才能入睡。他也曾试图摆脱安眠药，可停药所带来的兴奋和焦虑让他彻夜难眠，痛苦极了。

为什么安眠药的疗效会越来越不灵呢? 原来是药物在体内会受到肝脏药物代谢酶的作用。患者服用安眠药后，药物进入血液循环，在一定药物浓度下发挥催眠作用。然后药物在肝药酶的作用下发生分解并被破坏，它的作用就消失了。如果患者经常服用安眠药，药物就会使肝药酶的产生增多，即出现医学上所谓的"诱导现象"，安眠药就成了肝药酶的诱导剂。肝药酶一经诱导增多后，血液中的安眠药就会受到酶的破坏，血液中的药物浓度就会降低，以致与当初服一样的药量却达不到当初的安眠效果，自然就越用越不灵了。患者只好增加药量才能达到治疗失眠的效果，这就是连续用药后产生的耐药性。

安眠药治疗失眠的效果虽然很好，也很安全，但长期服用会导致药物成瘾，对安眠药产生依赖性，而且用量会越来越大。所以滥用安眠药是一个极为严重的社会问题，要解决这个问题，就不要轻易使用安眠药，即使服用，也应从小剂量开始，短期服用，而且各种安眠药要交替服用，切忌长期、单一用药。服用安眠药是治疗失眠的有效方法之一，但不能把它当成唯一的方法。

在这里要告诉大家的是祖国医学在治疗失眠问题上积累了十分丰富的经验。概括地说，有中医的辨证论治，有中医的单方验方，以及针灸、刮痧、按摩、耳穴疗法、药枕疗法、药物泡脚疗法等。这里只介绍简单易行的经络穴位按摩疗法治疗失眠，用这个方法的目的就是不用再服安眠药，从源头上解决服用安眠药所带来的麻烦。这套治疗方法有诸多优点，不用服药、不用求医、还不用求人，自己给自己当医生，不用花钱、不占时间，是一个一举多得的极好的治疗方法，是一个皆大欢喜的大好事。这里大家只要认真地看看这本小册子，按照书上介绍的方法去做，没有不起作用的。

需要特别强调一点，心理因素在失眠症治疗中起着非常重要的作用。因而，不论你采取什么手段进行治疗，在治疗之前首先要解决患者因心理因素或物质条件困难所造成的失眠障碍的原因。对心理障碍因素所造成的失眠应进行思想疏导，解开矛盾，让其心情舒畅；或有具体困难造成思想压力大而失眠者，可通过协调予以解决，让其放下思想包袱，轻装上阵，这样所采取的治疗措施才会奏效。

如果一开始出现偶尔失眠的情况，自己就对自己进行经络穴位保健按摩和相应的生活保健如泡脚、体育锻炼、改变不良的生活习惯，把失眠控制在萌芽状态，不让其发展，使失眠逐渐消失，那又何必服用安眠药，自找麻烦呢？所以说，在无病时，要以预防为主，这些我们已在有关章节里叙述过了，这里不再赘述了；在疾病初起时，要采取各种综合措施，以控制其发展，再继续治疗，让其逆转，逐渐康复。

药物治疗是对付失眠的最后选择，患者确实需要服用镇静类药物时，一定要按照需求用药，尽量只在出现失眠的晚上服药。目前对失眠的治疗主要以人工合成的镇静、催眠药为主，这些药物容易产生耐药性、成瘾性、戒断反应、延续反应和蓄积作用，会影响到白天的工作、学习和社交活动。经常服用安眠药的老人死亡的风险比正常人高。如果失眠实在是很严重，白天又有重要的事情需要处理，可以到医院，在医生的许可下开一些安定，在睡前用温开水服下。但从健康的角度来说，这个办法并不是长远之计，不宜多用。如果失眠已经严重威胁到身体健康，影响到精神状态，就更应该去正规医院，在医生的指导下解决问题。

近年，在各大媒体上都可以看到安眠药引起的恶性事件频发：武汉一名 63 岁老人失眠，服安眠药一睡不起；广东一位女士常年服安眠药，导致眩晕、恶心呕吐，长期精神恍惚；上海一位金融专家，因为安眠药服用成瘾，结果导致猝死。世界睡眠医学学会专家提醒广大失眠患者：安眠药表面上让你睡着，实际让人处于浅睡状态，影响人体造血、排毒，导致身体机能全面下降；长期服用，可能会毒害肝、肾、神经，引起老年痴呆症、脑卒中等疾病。

(三)逆向思维法治失眠

失眠的人除了进行药物疗法以外，调节精神状态也是非常重要的。如果你躺在床上担心睡不着，不妨尝试一下逆向思维的方法。你越担心睡不着觉，越容易失眠；反之，你躺在床上把灯关掉，保持一种不想入睡的心态，这样对入睡的焦虑减轻了，注意力会从睡眠上逐渐转移开，反而会帮助你睡眠。对于失眠的人来说，如果躺在床上 20 ~ 30 分钟都无法入睡，可以起床离开卧室，翻翻报纸、杂志，看一些比较随意性的东西或者自己并不爱看的文字，此时会产生对清醒状态的抵触，逐渐出现困意，有助于睡眠。如果还睡不着，可以到户外散散步，看看夜景，或者干一些容易分散注意力的事，如听听音乐、听听广播等，等情绪稳定，心情舒畅，有睡意时再上床睡觉。笔者曾亲身试验过，这确实是个解决失眠的好方法。这正像我们做几何证明习题时，正向证明做不出来，往往采取反证法，就做出来了。这也像现在的公路、铁路，前方出现塌方、车祸等情况，可以绕道而行，不至于困在那里不能前进。对于失眠症，我们为什么不可以利用这一朴素的理论来指导治疗呢？这样往往会取得理想的结果。

(四)失眠症的预防

古人云："凡事预则立，不预则废。"意思是告诫人们：不论做什么事，事先有准备，就能取得成功，不然就会失败。失眠也和做其他事情一样，事先做好各种物质、心理准备，失眠的概率就会大大地降低；反之，则会大大地增多。下面就预防失眠的措施给予介绍。

1. 改善睡眠环境

睡眠环境的改善对防止失眠症是十分重要的，基本措施包括睡眠场所声、光、温度等因素的控制，这些因素因人而异；另外，还包括床、被、褥、枕和睡衣等睡具的舒适度。睡眠环境的良莠对睡眠的影响往往很大，一定把它准备好，使人一进入该环境就有睡意才好。

2. 提高身心健康水平

失眠症常会成为其他心理障碍的副产物，如抑郁、焦虑等情绪困扰，常常会以失眠的方式表现出来；与此同时，当身体出现问题时，如身体虚弱、过度紧张时，亦容易出现失眠症。因此，提高对自身身心健康状况的自我觉察能力亦是预防失眠症的重要内容。

3. 用好"自身药物"为睡眠保驾护航

在本书里，笔者主要讲述了非药物疗法对失眠症的治疗和预防作用。这些方法包括按摩疗法、贴敷疗法、泡足疗法、民间单方验方、耳穴疗法、药枕疗法、敷贴疗法、饮食疗法等。当然这些方法里最方便、最省钱、不求人、不用设备、不占场地，随时随地都可以自我操作的就数自我按摩疗法了。我们可以在任何时候，如看电视、坐公交地铁、开会、说闲话、睡觉，只要是有空闲时间，手里没有活干，都可以进行自我按摩，可以选择百会穴、内关穴、神门穴、睡眠穴、足三里穴、三阴交穴、太冲穴等穴位，只要我们长期坚持，就能保证各位每天都能一觉睡到大天亮。

除此之外，还有简单易行的泡脚疗法。每天晚上临睡觉前用热水泡泡脚，用手搓搓脚，既能缓解一天劳作的疲劳，又能获得很好的催眠效应，何乐而不为呢？上面这两种方法，对无病者可强身健体，对有病者可辅助治疗，而且人人都会操作。只要我们为了自己的身体健康，动动自己的手，用手指挥"自身药物"为健康尽职尽责，就能永葆青春，这是多么好的好事啊！

4. 养成良好的睡眠习惯

对于经常出现失眠的患者，睡眠专家认为在白天采取一定预防措施是有利的。生活方式的简单改变易于掌握，可帮助患者避免失眠。例如，制定规则的睡眠时间，使晚上更易于入睡；避免使用咖啡因和尼古丁等兴奋剂亦能避免夜间易醒的问题；保持有规律的作息制度，绝不熬夜，坚持体育锻炼均有助于睡眠。应该明白，由于应激或躯体疾病导致的暂时睡眠障碍很常见，不要过于担心。

5. 婴儿睡眠习惯的培养

前面已经提到，人类的生物钟在很早就形成了。因此，睡眠习惯的培养将有助于减少成人后出现的睡眠障碍。对父母进行教育，可以防止孩子以后出现睡眠障碍。国外研究显示向 3 月龄婴儿的父母提供正确的睡眠习惯及发展性改变方向的信息，随后对婴儿进行的 6 个月随访，结果显示与随机选择的对照组婴儿相比，接受睡眠教育的父母的孩子在 9 个月时很少出现睡眠问题。因为很多孩子都存在睡眠方面问题，所以这种预防性的努力可以显著提高很多家庭的生活质量。

（五）规律生活是防治失眠的有效方法

"日出而作，日落而息"，这是中国人长期以来适应自然环境的结果。旧时代人们的文化生活极度贫乏，可以说没有任何娱乐活动，直到 20 世纪 40 年代，才兴起了收音机，好多人连收音机都买不起，60 年代笔者在连队当兵，一个连队才有一台收音机。为活跃连队文艺生活，要听重要新闻，全连集合起来听，连野战军都是这样。一般群众更没有什么娱乐活动，一到天黑，无事可做，只有上床睡觉。现在不仅电视机、电脑不在话下，几乎人人都有手机，除了打电话外，还用手机玩微信、看新闻、看电影、看节目、听唱歌、炒股票、购物等。除此之外，还有打麻将、跳广场舞等娱乐活动，这是好事。问题是好多人对玩没有个"度"，一玩起来就到深夜。人们也知道，熬夜会损害身体健康，熬夜就等于慢性自杀！这点大家都明白，可做到的却没多少。央视曾发布了一则报道，认为睡眠最佳时间是晚上 10 时到次日凌晨 6 时。不过只有 2.8% 的中国人能做到，大多数人都达不到这个要求。

据 2013 年 4 月 3 日广西新闻网报道：97.2% 的中国人有熬夜经历。晚上不睡觉在干吗？而关于熬夜原因，工作不是首因，只是第三大熬夜原因，上网熬夜位居第一，紧随其后的是娱乐活动。不仅如此，很多人每晚都超过 11 时甚至 12 时才睡觉。该数据显示，在最近 1 个月中，34.0% 的人每晚都超过 11 时上床睡觉，16.8% 的人每晚超过 12 时上床睡觉。那么，大家最晚熬夜到几点呢？32.1% 的人会熬夜超过次日凌晨 2 时。晚上不睡觉，大家在干吗？他们变成"夜猫子"都是因为工作过于繁忙吗？不是的，在调查的熬夜原因中，只有 22.6% 的人因工作熬夜。人们晚睡主要是因为夜生活丰富，晚上娱乐项目多，其中，26.5% 的人是因上网而熬夜，23.8% 的人是因唱歌、打牌等娱乐活动而熬夜，17.0% 的人是因为看电视而熬夜，只有 10.1% 的人是因失眠睡不着。

文化生活丰富绝对是件好事，说明我国人民物质文化生活显著提高。但什么事情都有双重性，从另一方面讲，夜生活无形中破坏了人们的生活规律——生物钟，久而久之，就出现了失眠。这就告诫人们：世界上任何事情都有个"度"，没有不行，但过了也不行。建议人们干任何事情都要适可而止，绝不可让好事变成了坏事，还是晚上 11 点前上床睡觉，按规律行事，才不会导致失眠症的发生。在生活节奏加快的今天，白天忙了一天，晚上才有时间吃喝，参加各种娱乐活动、社交活动、打麻将，弄得很晚才上床，早上又起不来。由于生活规律被破坏，导致生物钟紊乱，如此恶性循环下去，作息时间被弄得乱七八糟，生活、工作、学习也会受到不好的影响。建议不是在不得已的情况下，比如说即将开一个重要的会议，必须要有充沛的精神、清醒的头脑，一般情况，千万忍住白天别睡觉，这样在夜晚，就能够比较快地进入到睡眠状态之中。同理，建议失眠的朋友给自己设立一个相对固定的起床时间，并且一定要严格执行，千万要为了大局着想，别贪图一时的舒服而在某天赖着不起床，如此坚持下去，生活规律了，晚上入睡也就变得容易多了。

值得指出的是我们在前面所提到的生物钟问题，它是人们在长期生活中所形成的一个一日作息时间表。什么时间干什么，是有规律的，必须严格遵守，不可轻易打乱或破坏。如偶尔一次还可以，如长期下去就要出问题了。所以，失眠者要想重拾不失眠、享受舒舒服服睡眠的感受，就必须安排好一日的工作，规律生活，起居有度。这是不失眠的基本要求，要想不失眠，必须遵守此法规。晚上 10 点左右上床睡觉为最佳时间。因为从夜里10点到凌晨2点为睡眠的"黄金时间"，此时人的体温、呼吸、脉搏及全身状态都处于最低潮，人在上床后1.5小时即进入深睡状态，对人体有良好的保护作用。这个生物钟规律要严格遵守，万万不可轻易破坏。

(六)清淡饮食对失眠有效果

失眠的人，要做到饮食清淡，以蔬菜为主，多喝白开水，尽量避开那些刺激性的食物、含脂肪特别多的食物(特别是猪肉)，不喝饮料，少饮或不饮咖啡和酒，绝对不要抽烟，也尽量少吃味道重的食物。选用对"神经衰弱"有治疗作用的食谱，长期坚持就有明显的效果。科学研究发现：世界各地长寿的老人，他们的饮食习惯基本上都是以清茶淡饭、清淡饮食为主。所以说清淡饮食是人体健康的卫士，是健康长寿的基石。

那什么是"清淡饮食"呢？清淡饮食指的是少油、少糖、少盐、不辛辣的饮食，也就是口味比较清淡。从营养学角度讲，清淡饮食最能体现食物的真味，可最大限度地保存食物的营养成分。只要摄入过量的油脂，身体必然要制造足够量的胆固醇，方能对油脂进行消化，而且不管是什么油，都是高胆固醇的主要来源。只要控制好油和盐，就可以关上高血脂、高胆固醇的第一道大门。比如低盐是指一天食盐摄入量不超过6g(就像一个啤酒盖的容量)。但清淡饮食不等于不吃油？脂肪是人体所需的营养成分之一，如果油脂摄入不足，尤其是必需脂肪酸缺乏，可引起脂溶性维生素A、D、E缺乏，出现干眼症、骨质疏松等。《中国居民膳食指南》建议：中国人每天吃油控制在25~30g最健康，相当于三小茶匙。而且，用油要少量多种。清淡饮食＝喝粥？不推荐一天三顿都喝粥。如果喝粥，也要搭配一些含蛋白质和膳食纤维丰富的食物。在食物搭配上要合理，主食粗细搭配——五谷杂粮，雨露均沾；动植物蛋白搭配——豆制品和蛋奶搭配着吃；荤素搭配——肉和蔬菜搭配着吃。这就是我们所说的清淡饮食了。

(七)睡前泡脚利睡眠

这个方法很管用，泡脚的好处有很多，按摩足部，缓解疲劳，促进

血液循环，帮助入睡。经常泡脚，还能增强免疫力，预防感冒呢。现在市场上有很多足浴产品，可以根据自己的经济情况适当地购买一些，常见的有牛奶泡脚、香熏、足浴，还有各式各样的足部浴盐，效果都挺好的。我们将在足疗一节中详细介绍，这里不再赘述。

(八) 舒适音乐可助眠

音乐是人们生活中不可缺少的一种调味品，很多人都有走路或睡觉时听音乐的习惯。音乐对人体功能有明显的影响和调节作用，不同乐曲的节奏、模式、旋律、音调、音色的不断变化，对人体能起到兴奋、抑制、镇静等不同的作用。音乐的频率有规律地变化，作用于大脑皮层，并对丘脑下部边缘系统产生效应，以调节激素分泌，促进血液循环，调节胃肠蠕动，促进新陈代谢，从而改变人的情绪和功能状态。正由于音乐既能作用于人体的生理，又能作用于人体的心理，具有调节身心的作用，所以它也可以用来治疗失眠。

目前，国内外的医务工作者利用音乐疗法治疗失眠已取得满意效果。临床实践证明，让神经衰弱者和失眠者听一些舒缓、轻柔的民乐、轻音乐，能调节他们的心率和呼吸，缓解精神紧张，消除不安和烦躁，调整心境，使他们忘记烦恼和忧愁，心平气和、情绪平稳、放松、安静，从而改善睡眠。当人上床后，听着美妙、舒服的音乐，可以使自己放松身体，忘记生活中一切烦恼之事，进入睡眠的前奏期，更快地入睡。通常可以选择一些钢琴曲或乡村音乐、轻音乐，根据自己的爱好去选择。现在市场上也有很多专门辅助睡眠的音乐，这些音乐还是有些作用的，建议失眠的朋友可以去买些自己喜欢的，备在家中。中国民族乐曲舒缓流畅，能有效地帮助睡眠，笔者有一位喜爱听秦腔的朋友，在睡觉前开收音机，听着听着就睡着了，一觉睡醒来，收音机还在响着。喜爱秦腔，又有失眠的朋友，特别是老年朋友不妨试试这剂"良药"的效果。睡前听些轻音乐有以下三大好处。

1. 改善情绪，减轻抑郁

音乐是对付抑郁的良药，音乐被认为是"心灵的鸡汤"。大家都能体会到音乐能使人精神放松。现代研究已经证实音乐具有心理治疗作用。明亮、乐观的音乐，犹太音乐，萨尔萨舞曲，瑞格舞都是对付抑郁的良药。

2. 能够镇静睡眠

轻松的音乐，尤其是古典音乐是对付失眠既安全、又便宜的良药。许多失眠的人发现巴赫的音乐很有效。研究人员发现，在睡前听45分钟轻松的音乐，能让你安睡一夜。轻松的音乐可以减轻交感神经的张力，减轻焦虑，降低血压、心率和呼吸频率，同时通过放松肌张力和消除杂乱的思绪来帮助入睡。

3. 使注意力更集中

无论你多大年纪，无论你健康或卧病，听那些令人放松的音乐都能延长注意力集中的时间。虽然尚不清楚哪种类型的音乐更好，或者哪种曲式更有益，但有许多研究表明，音乐对集中注意力有明显的效果。

综上所述，音乐这样好的"良药"，失眠者应当充分利用好，为我们的身体健康助一臂之力。

(九) 自我催眠能入静

自我催眠是一种心理疗法，屡试不爽。其实我们所采用的数数、背诗就属于这个范畴，原理都是一样的，就是要把精力、精神集中在某一个点上。如边听边数着自己的呼吸，脑海里始终就想着同一个画面，或者某一个字，可以想着蓝天白云，或者在心里默默地反复写画着"静"字。也可以不停地暗示自己："我累了，我该睡了。"或者告诉自己："我正在进入美妙的睡眠当中。"通常翻来覆去睡不着的时候，会去设想，假如自己是一个演员，正在拍一场在睡眠状态中的戏，一定要演得很像才行，所以不能乱动，也不能睁开眼睛。在此之前，一定要按照自己平时的睡眠习惯，选择一个最舒服的姿势，再静静地躺着，一点也不动，默默地数数或背诗等，不一会就进入梦乡了。这里最关键的是要绝对静，丝毫不能动。在这里"静"是第一位的，如果没有静，其目标是不会实现的。为了静，故丝毫也不能动，一动就前功尽弃了。其实自我催眠就是一种自我暗示疗法，暗示的心理作用往往很大，容不得忽视。暗示可以分为他暗示(别人的暗示，如医生)和自暗示(自己暗示自己)。

用暗示法治疗心理疾病时，通常都是用催眠术来进行。因为患者在患病期间，高级神经活动已经处于比较衰弱的状态，经过催眠，就可以使患者的大脑皮质处于暂时抑制状态，这时给他们各种暗示性的刺激，就会在大脑皮层上产生新的兴奋中心，抑制旧有的因精神创伤所产生的症状，慢慢地使病情好转，消除症状。暗示疗法的关键点有两条，一是暗示者应该在被暗示者心目中有能使他信赖的较高威望；二是被暗示者要有充分的信心，有了足够的信心才可以和暗示者密切合作，取得预期效果。近年来，患有失眠症的人群逐渐增多，给患者的生活和工作都带来了很大的影响，患者应该及时采取方法进行治疗，同时还要注意一些日常事项，以免造成不必要的伤害。那么，治疗失眠症的注意事项有哪些？以下为您做详细介绍。

（十）心理疗法最重要

人的一生大约有 1/3 的时间在睡眠中度过，人的许多生理过程是在睡眠中完成的，消除疲劳、恢复体力和精力这是人所共知的。在睡眠的情况下，能够增强机体、产生抗体、提高免疫；对于儿童来说，睡眠能够产生抗体、提高免疫，加速生长激素的分泌，促进生长发育；睡眠能够促进记忆，维护一个人正常的心理活动，甚至有利于皮肤美容等。然而我们的睡眠并不总是遂我们所愿。有学者推测，失眠作为一种症状，在人群中的发生率很高。每当失眠时人们会体验到焦虑不安，当然，对付失眠还是有办法的，下面就这个问题给予详细的解读，以帮助失眠者走出困境。

▶ 保持乐观、知足常乐的良好心态。对社会竞争、个人得失等有充分的认识，避免因挫折导致心理失衡。

▶ 建立有规律的一日生活制度，保持人的正常睡－醒节律（如：每天同一时间上床，同一时间起床，周末亦如此）。

▶ 创造有利于入睡的条件反射机制。如睡前半小时洗热水澡、泡脚、喝杯牛奶等，只要长期坚持，就会建立起"入睡条件反射"。

▶ 白天适度的体育锻炼，有助于晚上的睡眠。

▶ 养成良好的睡眠卫生习惯，如保持卧室清洁、安静、远离噪声、避开光线刺激等；避免睡觉前喝茶、饮酒等。

▶ 自我调节、自我暗示。可做一些放松的活动，也可反复计数等，有时稍一放松，反而能加快入睡。

▶ 限制白天睡眠时间，除老年人白天可适当午睡或打盹片刻外，应避免午睡或打盹，否则会减少晚上的睡意及睡眠时间。

▶ 养成良好的睡眠习惯，定时上床，定时起床（不管晚间睡眠如何）。床是睡眠的场所，不要养成在床上看书、看电视的习惯，早晨一旦醒来立即起床，形成上床就想睡觉的良性条件反射；上床后20分钟如果还睡不着，应立即起床到别的房间或室外干些无刺激的事情，如听听轻音乐、看一会儿书或散散步，有了睡意后再上床，切忌在床上辗转反侧；避免在白天睡眠时间过长或长时间卧床。对于轻度的失眠患者来说，通过改善睡眠环境即可收到良好的效果。

▶ 了解饮食与睡眠的相克。具有兴奋性的活性物质如茶、咖啡、酒精等物质常常会引起入睡困难和睡眠质量下降，应尽量避免在入睡前食用这些物质。但也有的人对上述物质特别敏感，上午喝了茶也会影响晚间的睡眠，如果你属于此种情况且又很想喝茶，则应该在一段时间内坚持每日喝茶，这样最多在喝茶的前一两天出现入睡困难，以后入睡就正常了。另外，入睡前半小时到一小时内避免过分饱食，否则也会影响睡眠质量。还要改变对睡眠的认知，此法主要是矫正患者对睡眠的不现实和不正确的期望、对失眠的错误归因及对失眠结果的悲观认识。如有的患者认为"我现在还没睡着，距明天早上起床只有7个小时了，我应该睡8个小时，我少睡了1个小时，白天肯定会疲乏无力，无精打采"。实际上，我们说每天的睡眠得保证8小时，只是一个相对数，有的人会多一些，也有的会少一些。即使是因特殊情况一晚或几晚无眠，那么以后的睡眠在质量和数量上也会代偿性地增加而有所补偿。最后还需顺应自然，打破恶性循环。有过失眠经历的人都会有这样的体验：每当失眠时，总是想尽快入睡；但越是想尽快入睡，则越是睡不着，越睡不着越是想尽快入睡，这样陷入了一个焦虑的恶性循环中无法自拔。这个时候如果你的一个别的闪念或思绪"打扰"了你上述尽快入睡的要求，则往往会不知不觉地睡着了。如果我们一开始就抱有"顺应自然，睡不着就睡不着，由它去"的想法，做到不要求自己尽快入睡，反而会缩短入睡的时间。这就是"逆向思维法治失眠"一节里所说的逆向思维，就是反着来，或者说是反打正着。当然，"顺应自然，睡不着就睡不着，由它去"需要体会、练习和适应，并不是说到就做到的事情，还要有一个适应过程。

(十一)再忙也"不要熬夜"

2017 年 3 名研究"控制昼夜节律分子机制"的科学家杰弗里·霍尔(Jeffrey C. Hall)、迈克尔·罗斯巴什(Michael Rosbash)和迈克尔·杨(Michael W. Young)获得了诺贝尔生理学或医学奖，他们的发现解释了人类和动植物是如何让生物节律适应昼夜变换的，简言之即生物钟。生物钟具有调节身体的重要功能，如行为、激素水平、睡眠、体温等。生物钟与人体健康息息相关，你什么时间睡，什么时间醒，一天内体温如何变化，什么时间激素上升，统统都受生物钟的管理。睡眠是养生的一大功臣，养就是用新细胞去取代老化的细胞，例如说白天消灭 100 万个细胞，一晚上只能补回 50 万个细胞，时间长了，身体就会亏空得越来越厉害，如果一熬夜，就换不来健康的新细胞。所以，熬夜会打破人体精妙的时钟，疾病就会匍匐而来。

2017 年诺贝尔生理学或医学奖研究成果中最接地气的是——不要熬夜。获奖者之一的迈克尔·杨在 2015 年的一项研究中发现，由于熬夜缺乏睡眠，神经突触部分被星形胶质细胞大量吞噬，通俗地说就是熬夜将造成大脑开始吞噬自己。他还发现，调节节律的关键基因失效后，会促使肿瘤发生。同时还发现，熬夜对肝脏的损伤是最大的。因肝脏是人体最大的解毒器官，而晚上又是肝脏集中精力的"工作时间"，如果这时不休息，还大肆吃喝，使肝脏负荷加重，当肝脏真的"喊"起痛来，问题就十分严重了，没有什么办法能抵消熬夜对肝脏的损害。如果没有办法避免熬夜，必须在晚上 11 点后睡眠，可以长期饮用白开水泡红枣来保护肝脏。有实验证明，肝功能差的人，持续一周喝红枣水，可以达到养护肝脏，帮助肝脏解毒、排毒的效果。中医认为，红枣水有补气养血、疏肝解郁的功效，服用时一定要将枣掰开泡水，这样效果会更好。

我们再来看看现实生活，人们的生活节奏不断加快，年轻的上班族每天得早早起来，为孩子准备早点，吃完早点，各自干自己的事。晚上6点下班，回到家急急忙忙做饭，吃完饭就晚上8点多了，这才陪孩子做作业。现在的作业又特别多，做完可能就到晚上十一二点了，年轻人还有自己的事，例如职称晋升、为业务"充电"，总之晚上10点前是上不了床的；再说那些大街小巷做餐饮小生意的人，当人们还在熟睡的时候，他们就开始一天的劳作，晚上当人们开始睡觉的时候，他们还没有关门；更不要说那些力争上游的学子们，那些为国家的强盛、民族的振兴而在寻求知识的人才，他们就是利用别人打麻将、娱乐的时间，遨游在知识的海洋里，探索知识的奥秘；还有那些为祖国建设增砖添瓦的农民工。你说这些人睡眠能充足吗？回答是肯定不足的。这些人包括公务员、农民工、科技工作者、中小学生、小商小贩、上班族们。过去人们只是从感观上认识熬夜对机体带来的危害，而现今3位诺贝尔奖得主从源头上弄清楚了熬夜对机体组织结构造成的危害，且有些机体组织结构的破坏是不可逆转的。这就告诫人们：再忙也不要熬夜。当遇到不可避免的加班加点时，尽量缩短加班时间，在晚上11点前上床睡觉，并给出保护性预防，以免对机体组织结构造成破坏。

科学家证实熬夜引起的损伤无法弥补，那么如何减少熬夜对身体造成的损害呢？

熬夜对身体健康有哪些损害呢？可以这样说：熬夜会带来失眠、衰老和内分泌紊乱，即使补救，也无法完全弥补熬夜造成的损害。熬夜对身体健康的损害可分为直接损害和间接损害。直接损害包括肥胖，肥胖者睡眠越少，体重指数（BMI）就越高，例如一项随访500人13年的调查显示，每天睡眠时间少于6小时，BMI升高的可能性是其他人的7.5倍；糖尿病方面，中老年人中，睡6小时的人患糖尿病的可能性是每天睡7~8小时的人的1.7倍，睡5小时以下则升高到2.5倍；心血管疾病方面，对没有冠心病的中年人进行10年监测，发现每天睡5个小时以下的人发生冠心病的风险高了45%；各种疾病的死亡率增加，对已患有各种可能致死性疾病的人来说，减少睡眠时间，会增加死亡率；脑神经方面，睡眠减少会降低注意力与警觉性，并在此基础上降低整体的认知功能，比如影响情绪系统，造成抑郁和焦虑情绪，此外还可造成学习和记忆能力的下降。熬夜的间接损害有疲劳驾驶，注意力不集中，容易发生车祸，所以建议不要熬夜后自己驾车；熬夜的人在很多专业技能性强的工作中的错误率明显增多。

1. 弥补熬夜对身体带来伤害

（1）早上不能赖床。"熬夜对身体不好"这句话即使说上一千遍，仍然不能阻止现代年轻人熬夜，也不能阻止上班族熬夜加班。那么就需要我们找到弥补熬夜带来伤害的方法。好多熬夜者最大的错误是早上赖床，去追求 8 小时的睡眠。因为早上赖床会推迟生物钟，从而让晚上睡得更晚，造成不得不熬夜的现象。熬夜后的补救方法不是早起，而是按时起床！以避免循环熬夜的现象。

（2）增加午睡。熬夜缺少的睡眠不要在早上补，而是应当注意午睡。午睡半小时，不仅仅可以弥补熬夜缺少的睡眠，还可以改善情绪。

（3）不熬夜、少熬夜。为了保证我们身体健康，那就要不熬夜、少熬夜。没办法避免熬夜的人、夜班族，要多吃一些营养丰富的食物，诸如牛奶、蛋类、瘦肉、豆制品等；吃一些清淡可口、细软的饭菜，补充含维生素 A 丰富的食品，如动物的肝脏、蛋黄、鱼子等；多食用一些水果或新鲜果汁。在医生的指导下适量服用一些复合维生素补充剂也是有好处的。

（4）晚上 11 点后睡眠，可以长期饮用白开水泡红枣来保护肝脏。有试验证明，肝功能差的人，持续一周喝红枣水，可以达到养护肝脏、帮助肝脏解毒、排毒的效果。中医认为，红枣水有补气养血、疏肝解郁的功效，饮用时一定要将枣掰开泡水，效果才会更好。

2. 如何缓解熬夜对肝脏所造成的伤害

因为肝脏是身体内最主要的解毒器官，平常吃进嘴里的食物，肝脏要把有毒的部分全部留下来，进行解毒、分解，再排出体外。而晚上是肝脏集中精力"工作的时间"，在这个时候不休息，反而大肆吃喝，会让肝脏完全超负荷工作。所以熬夜是最伤肝的，这是不言而喻的事实。那么怎样保护肝脏不受伤害呢？除了前面所说的水里加点"料"来护肝，还要多喝水，以促进新陈代谢，使体内废物排出，从而减少代谢物和毒素对肝脏的损害。但只是光靠喝水来达到肝脏修复、养肝护肝的效果也是远远不够的。要给白开水里加点"料"，这样久而久之，就会让常常熬夜的你，肝火降了，毒素没了，皮肤好了，口气也变得清新了。白开水里加点"红枣"前面已介绍过，还可以加柠檬、金银花、菊花、玫瑰花等，除此之外，还应发挥三大穴位的补肝功能，分别是：

（1）三阴交。三阴交穴是脾经的穴位，但肝经也从这儿通过。为什么叫"三阴交"呢？因为肝、脾、肾三条阴经都从这儿通过。所以三阴交穴虽然是脾经的穴位，它也能治如慢性肝炎、肝功能弱等肝病。

按揉方法：盘腿端坐，用左手拇指按压右三阴交穴50次；然后用右手拇指按压左三阴交穴50次；按压后，再艾灸10分钟效果最好。

（2）大敦。大敦穴是肝经的井穴，中医讲肝藏血，所以肝经上的大敦穴能治疗出血症，且主要是下焦出血，像崩漏、月经过多等。刺激大敦穴时，经常使用的方法是按摩和艾灸。

按揉方法：盘腿端坐，赤脚，用左手拇指按压右脚的大敦穴，点按30次；然后用右手拇指按压左脚的大敦穴，手法同上。

（3）太冲。太冲穴是人体最大的排毒穴，如果是肝气郁结上火，按揉太冲穴是非常好的。

按揉方法：仔细找一找最痛的点，揉的时候要从太冲穴揉到行间，也就是从上往下揉30次，或者直接点按50次。

（十二）治疗失眠症的注意事项

▶ 治疗失眠症不能依赖药物，应该注意消除引起失眠的原因，力求心理平衡，结合体疗改善体质，进而防治失眠。

▶ 劳逸适度，改变不良生活习惯。戒烟、限酒、忌辛辣刺激食品，如咖啡、浓茶等，晚餐不要过饱。

▶ 适量进食一些有助于神经功能的食品，如河鱼、海鱼、牡蛎、虾、泥鳅、猪肝、猪腰、核桃、花生、苹果、蘑菇、豌豆、蚕豆、牛奶等。

▶ 睡前半小时不再用脑，在安静的环境中听听柔和优美的音乐。难以入睡者还可以进行一些外出散步之类的放松活动，防治失眠。

▶ 治疗失眠症，不要紧张，要树立信心，寻求合理、有效的方法战胜失眠。失眠不是一种严重疾病，一天或几天少睡几个小时没啥关系，重要的是调节好。

▶ 对于继发性失眠，以处理引起失眠的基本疾病或情况为主。一般来说，解决了失眠的病因后，失眠就会不治而愈。患者要全面地进行综合性的治疗，同时注意失眠的一些事项，做好自我调节，保持积极的心态，才能有效地消除失眠的症状，减少不必要的困扰。

第二章　经络与反射区

　　自然疗法的疗效是公认的、肯定的。那么自然疗法为什么能够取得如此好的疗效？其理论基础又是什么？这就需要用中医的经络理论与全息理论所形成的全息治疗法来诠释。全息疗法是指在经络、穴位、全息元穴区给予一定刺激，通过经络传导至病变部位，以治疗其对应的整体部位的疾病。

　　在这里就经络与全息理论的知识先简单地介绍一下。

第一节　经络与全息理论

一、什么是经络？

　　经络是经脉和络脉的统称，是人体运行气血、联络脏腑、沟通内外、贯穿上下的通路。中医把经络的生理功能称为"经气"。其生理功能主要表现在沟通上下内外，联系脏腑器官；通行气血，濡养脏腑组织；感应传导；调节脏腑器官的机能活动四个方面。《灵枢·本藏》指出："经脉者，所以行血气而营阴阳，濡筋骨，利关节者也。"气血是人体生命活动的物质基础，全身各组织器官只有得到气血的温养和濡润才能完成正常的生理功能。经络是人体气血运行的通道，能将营养物质输布到全身各脏器，使脏腑组织得以营养，筋骨得以濡润，关节得以通利。经络包括十二经脉、奇经八脉、十二经别、十五络脉等。十二经脉是经络的主干，"内藏于藏府（脏腑），外络于肢节"（《灵枢·海论》）。在正常生理情况下，经络有运行气血、感应传导的作用，而在发生病变情况下，经络就成为传递病邪和反映病变的途径。由于经络有一定的循行部位和络属脏腑，能反映所属脏腑的病症，因而在临床上就可根据疾病症状出现的部位，结合经络循行的部位及所联系的脏腑，作为疾病诊断的依据。

二、什么是全息理论?

物理学家大卫·玻姆（David Bohm，1917—1992）是现代全息理论之父。什么是全息呢？比如一张照片，里面有一个人像；如果把这张照片切成两半，从任何一半中都能看到原先完整的人像；如果我们再把它撕成许多许多的碎片，我们仍能从每块小碎片中看到完整的影像。这样的照片就叫全息照片。全息论的核心思想是宇宙是一个不可分割的、各部分之间紧密关联的整体，任何一个部分都包含整体的信息，这就是全息元。全息元是指生物体具有一定形态和基本功能的结构单位，能反映整个机体的信息，且与其周围的部分有相对明显的边界。这个全息论在医学中的应用令人瞩目。在人体不同生物学特性的全息元上分布着不同的全息元，在不同程度上成为整体信息的缩影。即每个全息元包含有机体全部信息。全息治疗是指在经络、穴位、全息元穴区给予一定刺激而治疗其对应的整体部位的疾病。现在这些治疗方法包括眼部全息疗法、鼻部全息疗法、耳部全息疗法、第二掌骨侧全息疗法、手部全息疗法、足部全息疗法等多种治疗方法。全息医学的研究，不但具有重大的理论意义，而且具有极高的实用价值。该方法简便、经济、安全、疗效高、副作用少。特别是现在，在药物的毒副作用日益增多的今天，全息疗法更受人们的重视，更具有现实意义，也越来越受到广大医务工作者和患者的青睐！

三、经络和全息理论与自然疗法的关系

要说明经络和全息理论与自然疗法的关系，我们可以通过耳、足这两个例子来说明。首先要了解的是，人的耳朵并非是单一的听觉器官，

在它的外耳廓上密集分布着许多穴位，简称"耳穴"。这些穴位通过千丝万缕的"经络"，连接体内、体表的各个脏腑和器官。经络既是气血运行的通道，又是信息传导和反馈的路线，是人体内除血管和神经外另一组系统的客观存在的网络组织。如果身体某个部位一旦发病，出现病理反应，这个病理反应就会循着经络路线迅速传递到相关的耳穴上，在耳穴表面能发现敏感点（刺痛点，低电阻）和异常（充血、脱屑、凹凸、丘疹）；相反，用异物刺激该敏感点（病变耳穴），如针灸或磁珠贴压，也会迅速出反应，由经络把该信息传导到已病脏器，使该脏器的运行功能迅速增强，气血充盈，不断做出功能性的调整来保卫自身，驱散病邪。如能对相应的穴位进行反复刺激，机体功能便会自强不息，使病态逐渐退却，症状消失，直至痊愈。

再来看看足部经络疗法的方法及原理：将具有舒经通络、健脾补肾、活血化瘀的中药煎液 3000mL，置于专用医疗治疗桶中，先以热气熏蒸双足，待水温降到适度，即将双足泡入药液中 20～30 分钟，后于局部穴位按摩或使用足疗仪电刺激足底穴位，通过中药药液循环效应及局部穴位刺激达到辅助治疗目的。经络药疗自然疗法是运用经络学、生理学、中医足浴学和热原理等多学科知识，用一定浓度和剂量的中草药煎剂结合医用智能恒温足浴器浴足。中药浴足是中医内病外治的优势体现，是在中医辨证论治的基础上，从足部给药，药借热力，热助药力，使药物离子迅速渗透到下肢，并进入体循环中，使体内毒素和废物通过新陈代谢的作用排到体外。经络药疗、自然疗法对慢性肾脏病及其引起的肾功能不全和浮肿、尿少有独特的疗效，主要体现在两个原理特点上。

1. 经络原理

《黄帝内经》记载所谓"经络之行""皆起于足"。足部是三条阴经的起点，三条阳经的终点。在这些经络上的 60 多个穴位对各种刺激都非常敏感，穴位又与全身各脏腑器官密切相连，特别是肾脏。中药浴足时，药物离子能快速地通过经络传导，有效地输布全身，特别是有病患的器官，从而达到治疗的目的。

2. 物理原理

在中药浴足时，通过热能作用、电磁作用、水压作用、药物离子运动等物理因子作用，刺激足部穴位，以激发机体自身调节作用，从而抑制、减少生物活性物质的释放，达到调节肾脏代谢和防病治疗的功效。足部经络疗法具有舒经通络、疏肝补肾、活血化瘀的作用，是原解放军第 309 医院(总参总医院)肾病专家会诊中心中西医一体化疗法的重点辅助疗法之一。通过大量的临床观摩、反馈总结，应用于全国各地的肾脏病患者，这种疗法既便捷又实用，疗效非常明显。总之，通过药物刺激足部的穴位和反射区，从而达到通经活络，促进血液循环，调节神经系统，改善饮食和睡眠质量的目的。只要坚持中药足疗，就能达到平衡新陈代谢、辅助治疗肾病的目的。此疗法的适应证包括慢性肾炎、IgA 肾病、肾病综合征、糖尿病肾病、高血压肾病、狼疮性肾炎、肾功能不全等肾脏病，显示了中药浴足的神奇疗效。

第二节　经络与全息理论的临床应用

一、利用好"自身药物"——穴位——为健康保驾护航

古代医家认为，病之所在，各有其位。在日常保健中，如果我们把自己身体上的"自身药物"——穴位——利用得当，就可以达到治疗疾病和养生保健的双重效果。对于肾虚人群来说，经常按摩关元穴和腰眼穴（即肾俞穴），能有效温养肾阳。同时还可以将药物作用于穴位之上，即采用传统的中医穴位贴敷疗法，有效发挥药物和经络腧穴的双重调节作用：一方面药物通过皮肤渗透到皮下组织，在局部保持药物浓度的相对优势，发挥较强的药理作用；另一方面通过对特定穴位的刺激，药物成分可循经络直达病所，药效更直接。两种作用相互激发，相互协调，相互叠加，可以取得显著的治疗效果。

在众多膏药中，最好选择具有补肾作用、沿用穴位贴敷疗法的经典补肾药方——腰肾膏。该膏药方来源于《慈禧光绪医方选议》中收载的

毓麟固本膏，人们对其进行创新改良，将 27 味纯中药药物通过提炼加工，制成更加方便外贴的橡胶膏剂，贴敷于关元穴和腰眼穴上，能有效温肾助阳、强筋壮骨、祛风止痛，临床用于治疗肾阳虚型腰膝酸痛、肌肉酸痛、夜尿等症。这是目前国内唯一可外贴穴位补肾的膏药，并因其疗效显著而获得国家发明专利。与内服药相比，腰肾膏采用的穴位贴敷疗法，可以有效避免因内服药而引起的肠胃不适、过敏等问题。使用时每次贴 6~8 小时，睡前贴，第二天早上取下。连续贴敷不要超过 4 天，停止使用 1~2 天后再继续使用，让皮肤呼吸畅通。如果出现红肿、瘙痒等皮肤过敏现象，只要及时撕下膏药，用清水洗净即可。日常工作生活中，补肾养肾要从健康的生活习惯开始。天气转凉要注意及时加衣保暖；早睡早起不熬夜，充分地休息和睡眠，才能增强身体抵抗力；同时也要适当增加室外活动和体育锻炼，增强体质以便抵御严寒。

在现今繁忙的生活中，很多人会忽略耳朵这个重要的部位。其实，耳朵保健很简单，每天只要花很少的时间去搓揉，让耳朵上所有穴位的经络通畅，就会对健康有莫大的裨益。人们不知道，在小小的耳朵上，聚集有 120 个穴位，这些穴位因与全身的经络相连，故与五脏六腑的健康有着密切的关系。对于人体的"自身药物"——穴位——的施治方法，除了按摩、贴敷膏药、针灸、拔罐、磁性光针、耳穴压丸、激光光针外，还有足浴、自我按摩等等方法，尤其是足浴、自我按摩这两个方法，只要能够重视、利用好这两种施治方法，经常对身体进行全面维护，使身体少病或不生病，就能永远处于最佳健康状况！

自然疗法治疗失眠的优点甚多，只要我们勤快一点，自己学点经络穴位知识，不用求人、不用占时间、不用设备，自己可以随时随地为自己服务，这种方法是一种最简单、最实用的保健治病途径，我们何乐而不为呢？在今天人们生活节奏加快、压力加大的情况下，这种保健治病的方法更有市场，更受人们的欢迎。

二、穴位自我按摩敷药的生命力

我们已在相关的篇章里介绍了自身穴位按摩、敷药物等防病治病的优势，这里把这些零碎的优点集中起来加以总结，以提示大家提高对自身穴位按摩、敷药等疗法在自我防病治病中的利用率，发挥更好的作用。我们将从以下几方面来阐述。

1. 自我按摩简便易行

场地、设备、人员、时间等都不需要，这是零投入、高产出，最廉价、最方便的保健方法，不花钱照样能保健，能防病治病。

2. 不用求医

试想想我们要到医院去治疗，花钱不说，还得挂号、排队等候，说不定就得大半天，而看病、治疗可能就那么几分钟，而自我按摩省时省力。

3. 人人都有这些"药物"——穴位

这里所说的药物就是人体的穴位，穴位位于"经络"，即能量的通路上。而人体中，五脏六腑"正经"的经络有 12 条（实际上，左右对称共有 24 条）。另外，身体正面中央有"任脉"，身体背面中央有"督脉"，各有一条特殊经络，纵贯全身。这 14 条经络上所排列着的人体穴位，称为"正穴"，全部共有 361 穴。仅仅如此，便是个相当可观的数目了，更何况其他的地方也有穴位。经络以外的人体穴位，称为"经外奇穴"，后来又陆续发现了"新穴"，这些穴位若全包括，人体穴位的总数远超过 1000 个。我们可以利用部分穴位进行保健按摩或敷药，以祛除疾病。防治失眠最常用的穴位有曲池、百会、涌泉、太冲、合谷、三阴交等穴位，将在有关章节里详细予以介绍。

4. 不用求人，自己做自己的医生

自己动手，为自己服务。在日常生活中，本来十分简单的事，只要你求人，这事就复杂化了。如患外感，吃几粒解热镇痛药，多喝水，好好休息，就解决了，谁都不用求，多简单。

5. 疗效显著

据研究报道，对 45 例慢性失眠患者进行按摩，观察按摩对其睡眠结构的影响及治疗效果。方法：45 例患者均采用穴位按摩法治疗。穴位取安眠、四神聪、神门、三阴交及太阳穴为主穴，根据中医辨证施治原则，再选择其他辅助穴位按摩。每个穴位按压 2～5 分钟，按摩天数

20~30天(平均按摩24天)。治疗前后使用多道睡眠描记监测分析系统检测患者睡眠结构的变化。结果：治疗前，45例患者的睡眠结构均不完整，部分患者S3或S4缺失。治疗30天后，所有患者的睡眠结构得到一定程度的修复和改善；睡眠监测分析显示，患者的睡眠潜伏期缩短，慢波睡眠时间(S+S4)增加，REMS的释放延长，浅睡眠时间(S1+S2期)缩短，NREMS和REMS相对延长。结论：穴位按摩疗法能够修复慢性失眠者的睡眠结构，重构睡眠的连续性，提高患者的睡眠质量。这是从临床试验角度来证实按摩对慢性失眠者睡眠结构的影响及其治疗效果，疗效是不容置疑的。

6. 基本没有毒副作用

按摩与其他自然疗法相比，没有皮肤过敏、烧伤等情况发生，最安全、最实惠。即使偶尔用力不当，出现皮肤擦伤也没关系，休息几天就好了，基本没有毒副作用。

7. 易于推广应用

穴位按摩法治疗失眠既然优点多多，疗效可靠，使用极其方便，为什么不为失眠患者所接受呢？那是不可能的。只是这些方法不为患者所知晓而已，医务工作者有责任宣传与指导患者，予以普及，让祖国传统医学这一块宝为人们的健康服务吧！

第三章　失眠的辨证论治

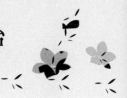

第一节　中医对失眠病因病机的认识

祖国医学认为，引起失眠的原因很多。思虑劳倦，内伤心脾，阳不交阴，心肾不交，阴虚火旺，肝阳扰动，心胆气虚，以及胃中不和等因素，均可影响心神，均可导致失眠。

一、思虑劳倦太过，伤及心脾

五脏之阴精气血为神能守舍之基础。劳倦、思虑过度，伤及心脾，心伤则阴血暗耗，神不守舍；脾伤则食少，纳呆，生化之源不足，营血亏虚，不能上奉于心，致心神不安。如《景岳全书·不寐》中指出："劳倦思虑太过者，必致血液耗亡，神魂无主，所以不眠。"《类证治裁·不寐》也说："思虑伤脾，脾血亏损，经年不寐。"可见，心脾不足造成的血虚，会导致不寐。

二、阳不交阴，心肾不交

素体虚弱，或久病之人，肾阴耗伤，不能上奉于心，水不济火，则心阳独亢；或五志过极，心火内炽，不能下交于肾，心肾失交，心火亢盛，热扰神明，神志不宁，因而不寐，正如《景岳全书·不寐》云："真阴精血之不足，阴阳不交，而神有不安其室耳。"

三、阴虚火旺，肝阳扰动

情志所伤，肝失条达，气郁不舒，郁而化火，火性上炎，或阴虚阳亢扰动心神，神不安宁以致不寐。

四、心虚胆怯，心神不安

心虚胆怯，决断无权，遇事易惊，心神不安，也能导致不寐。如《沈氏尊生书·不寐》中指出："心胆俱怯，触事易惊，梦多不祥，虚烦不眠。"此属体弱心胆素虚，善惊易怒，夜寐不宁，也有因暴受惊骇，情绪紧张，终日不安，渐至心虚胆怯而不寐者。正如《类证治裁·不寐》所说："惊恐伤神，心虚不安。"不论因虚、因惊，二者又往往互为因果。

五、胃气不和，夜卧不定

饮食不节，暴饮暴食，宿食停滞，脾胃受损，酿生痰热，壅遏于中，痰热上扰，胃气失和，而不得安寐。这就是《素问·逆调论》指出的"胃不和则卧不安"。《张氏医通·不得卧》进一步阐明了胃气不和、夜卧不定的原因："脉滑数有力不得卧者，中有宿滞痰火，此为胃不和则卧不安也。"此外，浓茶、咖啡、酒精类饮料也是造成不寐的因素。

综上所述，不寐的原因很多，但总是与心脾肝肾及阴血不足有关，其病理变化，总属阴盛阳衰，阴阳失交。因为血之来源，由水谷精微所化。上奉于心，则心得所养，受藏于肝，肝体柔和；统摄于脾，则生化不息；调节有度，化而为精，内藏于肾，肾精上承于心，心气下交于肾，则神志安宁。若暴怒、思虑、忧郁、劳倦等伤及诸脏，精血内耗，彼此影响，每多形成顽固性不寐。

第二节　中医对失眠的辨证分型与施治

中医把失眠辨证分型为肝郁化火型失眠、痰热扰心型失眠、心脾两虚型失眠、阴虚火旺型失眠、心胆气虚型失眠、心肾不交型失眠、瘀血留滞型失眠七型，分述于下。

一、肝郁化火型失眠

(一)主要表现

不寐多梦，甚则彻夜不眠，急躁易怒；头晕头胀，目赤耳鸣，口干而苦，不思饮食，便秘溲赤；舌红苔黄、脉弦而数。

(二)治疗要义

肝郁化火证多因情志不畅，郁怒伤肝，肝郁化火，故急躁易怒；肝火上扰心神，则夜不能眠；肝火上冲，则头晕头胀，目赤耳鸣；肝火内炽，灼伤阴津，故口干口苦，便秘溲赤；肝火犯胃，则不思饮食；舌红苔黄，脉弦数，均为热盛火炎之象。

心火炽盛者，则神不得安，心烦不眠，躁扰不宁；火盛伤津，则口干舌燥，小便短赤；热盛火灼气血壅遏，舌为心之苗，可见口舌生疮；舌尖红，苔薄黄，脉数或细数有力均为心火之象。

治法：清肝泻火，宁心安神。

(三)代表方剂

1. 龙胆泻肝汤

[组成]龙胆草(酒炒)6g，黄芩(炒)9g，栀子(酒炒)9g，泽泻9g，木通6g，当归(酒炒)3g，生地黄(酒炒)6g，柴胡6g，生甘草6g，车前子6g(包煎)。水煎服。

[功用]清肝胆实火，泻下焦湿热。

[主治]①肝胆实火上炎证。头痛目赤，胁痛，口苦，耳聋，耳肿等，舌红苔黄，脉弦数有力。②肝胆湿热下注证。阴肿，阴痒，阴汗小便淋浊，或妇女带下黄臭等，舌红苔黄腻，脉弦数有力。

[方析]本方主治由肝胆实火上炎或湿热循经下注所致的失眠。足厥阴肝经，循下肢内前侧上行，环绕阴器入少腹，夹胃属肝络胆，布于胁肋，循咽喉，连目系，入巅顶。足少阳胆经，起于目内眦，布耳前

后，入耳中，至缺盆分为二支：一支下行入股中，绕阴部边缘；另一支分布胁肋。肝胆实火循经上炎，症见头痛、目赤、耳聋、耳肿、咽干、口苦；肝胆湿热循经下注，则生阴痒、阴肿、阴汗、阴痿、淋浊、带下之患；肝司疏泄，喜条达而恶抑郁，邪郁肝经，则肝郁不疏，疏泄失职，症见胁肋胀痛，脉弦数。

本证为实火湿热为患，治宜清肝胆实火，泻下焦湿热。方中龙胆草大苦大寒，能上清肝胆实火，下泻肝胆湿热，泻火除湿，两擅其功，古人称其为"泻肝之猛将"，为方中君药。黄芩、栀子苦寒，清热燥湿，用以为臣，以加强君药清热除湿之功。湿热下注，故用渗湿泻热之车前子、木通、泽泻，清热利湿，导湿热下行，从水道而去，用以为佐；肝主升主动，性喜条达而恶抑郁，火邪内郁，肝气本已不疏，再用大剂苦寒降泄之品，恐肝胆之气被抑，故用柴胡疏达肝气，且其性升散，兼可散肝经郁热，增强清上之力，又能引诸药归于肝胆之经；肝为藏血之脏，体阴而用阳，肝经实火，易伤阴血，所用诸药又皆苦燥渗利伤阴之品，故用生地黄养阴，当归补血，荣养肝体，祛邪而不伤正。甘草缓肝之急，和中调药，为使药。方中各药相伍，清中有散，泻中有补，降中有升，祛邪而不伤正，泻火而不伐胃，使火降热清而湿消，诸症自愈。全方配伍严谨，诚为泻肝之良方。

2. 天麻钩藤饮

[组成]天麻9g，钩藤(后下)12g，生决明(先煎)18g，栀子9g，黄芩9g，牛膝12g，杜仲9g，益母草9g，桑寄生9g，夜交藤9g，朱茯神9g。水煎服。

[功用]平肝息风，清热活血，补益肝肾。

[主治]肝阳偏亢，肝风上扰证。头痛，眩晕，失眠，舌红苔黄，脉弦。

[方析]本方所治之证，是由肝阳上亢，肝风上扰引起。肝属木，外应风气，内寄相火，体阴而用阳，其性刚劲，主动主升。如郁怒忧思，肝失条达，气郁化火，肝阳独亢，或久病体虚，摄生不当，肝肾亏损，阴不制阳，肝阳偏亢，化风上僭，风阳循经上扰清窍，则头痛、眩晕；肝藏魂，心藏神，肝阳肝火内扰，神魂失却安宁，则夜寐多梦，甚

或失眠。舌红、苔黄；脉弦也为肝阳偏亢之征。故治当平肝息风，潜阳降逆。方中天麻、钩藤平肝息风，共为君药。臣以石决明平肝潜阳，除热明目，栀子、黄芩苦寒降泄，清热泻火，肝经火热得以清降而不致上扰；益母草行血而利水，川牛膝活血并引血下行；杜仲、桑寄生补益肝肾；夜交藤、朱茯神安神定志，以治失眠，俱为佐药。诸药相合，共起平肝息风、清热活血、益肾宁心之效。

二、痰热扰心型失眠

(一) 主要表现

心烦不寐，胸闷脘痞，泛恶嗳气；口苦，头重，目眩；舌偏红，苔黄腻，脉滑数。

(二) 治疗要义

痰热内扰者，因痰热之邪上扰心神，则见失眠心烦，多梦易醒；痰浊中阻，可见胸闷痰多，恶心不思食；清阳被蒙，故头重目眩；痰郁化火，循经上炎，故口苦；舌质红，苔黄腻，脉滑数，均为痰热内盛之象。

治法：化痰清热，除烦安神。

(三) 代表方剂

1. 保和丸

[组成]山楂180g，神曲60g，半夏、茯苓各90g，陈皮、连翘、莱菔子各30g。现代用法以水泛丸为主，也可水煎服，用量按原方比例酌减。

[功用]消食和胃。

[主治]食积证。胸脘痞满，腹胀时痛，嗳气吞酸，厌食呕恶，或大便泄泻，舌苔厚腻微黄，脉滑。

[方析]食积多因饮食过度，或暴饮暴食，寒温不调，或恣啖酒肉油腻等引起。由于饮食过量，故脾运化无力，则停滞而为食积。食停中脘，阻遏气机，则胸痞脘闷、腹胀，甚则腹痛；饮食所伤，致脾胃纳运

不调，升降失司，则嗳腐吞酸，厌食吐泻。故治法应消食化滞，理气和胃。方中重用山楂为君，能消各种饮食积滞，对肉食油腻之积，尤为适宜。神曲长于化酒食陈腐之积；莱菔子下气消食，偏于消谷面之积，以上二药，共为臣药，与山楂相伍，效力更著，可消一切饮食积滞。佐以半夏和胃降逆以止呕；陈皮理气健脾，使气机通畅，既可消胀，又利于消食化积，该两味又有燥湿之功；茯苓健脾渗湿以止泻，连翘清热散结，针对食积易生湿化热而设，亦为佐药。全方共奏消食和胃之功，使食积得消，胃气和降，热清湿去，诸症自愈。

2. 温胆汤

[组成]半夏、竹茹、枳实各 6g，陈皮 15g，甘草（炙）3g，茯苓 45g。现代用法以生姜水煎服为主。

[功用]理气化痰，清胆和胃。

[主治]胆胃不和，痰热内扰证。心烦不寐，触事易惊，或夜多异梦，眩悸呕恶，或癫。

[方析]其证由胆胃不和，痰热内扰所致。痰热上扰神明，则心烦不寐或夜多异梦；胆受其病，失于决断，则触事易惊；痰浊上蒙清窍，则作头眩，甚者发为癫；痰湿内阻，胃气上逆，发为呕恶。所以治宜祛痰理气，清胆和胃。方中半夏燥湿化痰，降逆和胃为君。臣以竹茹清化热痰，除烦止呕。治痰当理气，气顺则痰消，故佐以枳实，取其破气消痰，使痰随气下；枳实与半夏相配，则气顺痰消，气滞得畅，胆胃得和；陈皮燥湿化痰，既可助半夏祛痰，又可健脾，尚能增枳实行气之功；茯苓健脾渗湿，宁心安神，以上均为佐药。使以甘草，益脾和中，协调诸药。煎加生姜，既可助君臣祛痰止呕，又可解半夏之毒。诸药相合，使痰热得化，胆热得清，胃气和降，共起理气化痰、清胆和胃之效。

三、心脾两虚型失眠

（一）主要表现

不易入睡，多梦易醒，心悸健忘，神疲食少；头晕目眩，四肢倦怠，腹胀便溏，面色少华；舌淡苔薄，脉细无力。

（二）治疗要义

心脾两虚证因心脾两虚，营血不足，不能奉养心神，神不安舍，故出现失眠，多梦易醒，醒后难以再睡；气血亏虚不能上荣于面，故见面色少华或萎黄；不能上奉于脑，清阳不升，则头晕目眩；血不养心，则心悸健忘；脾虚脾失健运，则食少腹胀或便溏；倦怠神疲，舌淡苔白，脉细弱均为气血虚弱之象。

治法：补益心脾，养血安神。

（三）代表方剂

1. 归脾汤

[组成]白术9g，茯苓9g，黄芪12g，龙眼肉12g，酸枣仁12g，人参6g，木香6g，甘草（炙）3g，当归9g，远志6g。姜枣为引，水煎服。

[功用]益气补血，健脾养心。

[主治]①心脾气血两虚证。心悸怔忡，健忘失眠，盗汗虚热，体倦食少，面色萎黄，舌淡，苔薄白，脉细弱。②脾不统血证。便血，皮下紫癜，妇女崩漏，月经先期，量多色淡，或淋漓不止，舌淡，脉细者。

[方析]本方所治因思虑太过，劳伤心脾，以致心脾两虚，气血不足。心藏神而主血，脾主思而统血，思虑劳倦过度，损伤心脾。脾胃为气血生化之源，脾虚则气衰血少，心无所养，不能藏神，故心悸怔忡，健忘失眠；脾气虚弱，运化失健，则体倦食少；脾气虚则统摄无权，故便血，皮下紫癜，妇女崩漏下血等；气血虚弱，则舌淡，苔薄白，脉细弱。

本证以心脾气血两虚为其基本病机，治宜益气健脾，养血补心。方中黄芪甘微温，补脾益气；龙眼肉甘温，既能补脾气，又能养心血，共为君药。人参、白术甘温补气，与黄芪相配，加强补脾益气之功；当归辛微温，滋养营血，与龙眼肉相伍，增加补心养血之效，均为臣药。茯苓、酸枣仁、远志宁心安神；木香理气醒脾，与补气养血药配伍，使之补不碍胃，补而不滞，俱为佐药。炙甘草补气健脾，调和诸药，为使药。用法中加姜、枣调和脾胃，以资生化。诸药同用，心脾同治，重点在脾，使脾旺则气血生化有源。方名归脾，意即在此。本方气血并补，但重用补气，使气旺而血生。方中黄芪配当归，寓当归补血汤之意，气旺则血自生，血足则心有所养。

四、阴虚火旺型失眠

(一) 主要表现

心烦失眠，心惶恐不安，头晕，耳鸣，健忘，五心烦热，夜眠盗汗，口干咽燥，腰酸梦遗，口舌容易生疮，舌尖红，少苔无苔，脉细数。

(二) 治疗要义

因肾阴不足，不能上交于心，心肝火旺，虚热扰神，故心烦不寐、多梦；肾精亏耗，髓海空虚，故头晕，耳鸣，健忘；腰府失养，则腰酸；心肾不交，故梦遗；口干咽燥，五心烦热，舌尖红，脉细数，均为阴虚火旺之象。

治法：滋阴降火，清心安神。

(三) 代表方剂

1. 天王补心丹

[组成]茯苓、玄参、丹参、桔梗、远志各15g，当归、五味子、麦冬、天冬、柏子仁、酸枣仁(炒)各30g，生地黄120g。水煎服用量按原方比例酌减。

[功用]滋阴清热，养血安神。

[主治]阴虚血少，神志不安证。心悸失眠，虚烦神疲，梦遗健忘，手足心热，口舌生疮，舌红少苔，脉细而数。

[方析]本方所治病证是由心经阴血不足，虚热内扰，心失所养而致。心神不宁之疾患，主要在心。若素体阴虚或思虑劳心过度，耗伤心经阴血，心失所养，心不能藏神，则心悸失眠；心主血脉，若劳心过度，伤及心血，心血不足，则见神疲；阴血不足，虚热内生，扰心则虚

烦；扰动精室则梦遗；心火上炎则口舌生疮。故治宜滋阴清热、养血安神，故方中重用生地黄滋阴养血清热，为君药。天冬、麦冬、玄参滋阴清虚火，共为臣药。以当归补阴血；丹参养血安神，与补血及宁心安神之品相配，使心血充足，心神自安；人参补五脏、安精神；茯苓益脾宁心，二者同益心气，宁心安神；酸枣仁、远志、柏子仁养心安神；五味子酸补敛心气，安心神。以上诸药，共为佐药。桔梗载药上行为使，使药力作用于胸膈之上。诸药合用以治疗阴亏血少，虚热内扰，神志不安。

2. 六味地黄丸（汤）

[组成]熟地黄24g，山茱萸、山药各12g，泽泻、牡丹皮、茯苓各9g。温水送服，也可水煎服，用量按原方比例酌减。

[功用]滋阴补肾。

[主治]肾阴虚证。腰膝酸软，头晕目眩，耳鸣耳聋，盗汗，遗精，消渴，骨蒸潮热，手足心热，舌燥咽痛，牙齿动摇，足跟作痛，小便淋漓，小儿囟门不合，舌红少苔，脉沉细数。

[方析]肾为先天之本，肾阴不足，则变生诸症。腰为肾府，肾主骨生髓，齿骨之余，肾阴不足则骨髓不充，故腰膝酸软无力，牙齿动摇；脑为髓之海，肾阳亏损不能生髓充脑，故头晕目眩；肾开窍于耳，肾阳不足，精不上承，故耳鸣耳聋；肾藏精，为封藏之本，肾阳虚则相火内扰精室，故遗精；阴虚生内热，甚者虚火上炎，故骨蒸潮热，消渴，盗汗，舌红少苔，脉沉细数等。小儿囟门不合，亦为肾虚生骨迟缓所致。

治宜滋阴补肾为主，适当配伍清虚热之品。亦即王冰所说的"壮水之主，以制阳光"。方中重用熟地黄，滋阴补肾，填精益髓，为君药；山茱萸补养肝肾，并能涩精；山药补益脾阴，亦能固精，共为臣药。三药相配，滋养肝脾肾，称为"三补"。但熟地黄的用量是山茱萸与山药两味之和，故以补肾阴为主，补其不足以治本。配伍泽泻利湿泄浊，并防熟地黄之滋腻恋邪；牡丹皮清泄相火，并制山茱萸之温涩；茯苓淡渗脾湿，并助山药之健运，此三药为"泻药"。本方是以补为主，肝脾肾三阴并补，以补肾阴为主，这是本方的配伍特点。

3. 朱砂安神丸(汤)

[组成]朱砂 1g，甘草 6g，黄连 6～8g，当归 7g，生地黄 5g。水煎服，用量按原方比例酌减。

[功用]镇心安神，清热养血。

[主治]心火上炎，阴血不足证。临床上常表现为心神烦乱，怔忡，失眠多梦，舌尖红，脉细数。

[方析]本方主治为心火上炎，阴血不足之证。中医认为心为君主之官，主神明，若劳心太过，则灼伤阴血，心火上炎。心火上炎，火扰神明，则心神烦乱；心之阴血不足，心失所养，神明不安，故怔忡惊悸，失眠多梦；舌为心之苗，舌尖属心，心火内炽，心阴受伤，故舌尖红。治宜镇心安神，清热养血，方中重用朱砂镇心安神、清心火，为君药；黄连清热除烦为臣药；生地黄清热泻火，滋阴养血；当归补血活血，当归、生地黄合用，一则不至于助火，二则补其被灼之阴血，共为佐药。甘草泻火补心，调和诸药，为使药。诸药合用，重镇泻火而宁心神，滋养心阴而补心血。

五、心胆气虚型失眠

(一)主要表现

虚烦不寐，触事易惊，终日惕惕，胆怯心悸；气短自汗，倦怠乏力；舌淡，脉弦细。

(二)治疗要义

心胆气虚证多因心胆气虚，谋虑不决，触事易惊，神魂不安，故可见烦而不眠，多梦易醒，胆怯易惊，终日惕惕不安，心悸；肝与胆相表里，胆病致肝气不疏则见胸胁不适，善太息；气血不足，不能上荣于面，可见面色不华；舌淡，脉弦细均为气血不足之象。

治法：益气镇惊，安神定志。

(三)代表方剂

1. 酸枣仁汤

[组成]酸枣仁 30g，甘草 4g，知母 8g，茯苓 10g，川芎 6g。水煎服。

[功用]养血安神，清热除烦。

[主治]虚劳，虚烦不眠证。心悸，盗汗，头目眩晕，咽干口燥，舌红，脉细弦。

[方析]本方所治的失眠为肝血不足，虚热内扰，心神失养而致。肝藏血，血舍魂，心主神，肝藏魂，入卧则血归于肝。失眠之人肝血不足，则魂魄不能守舍，加之肝阴血虚而生内热，虚热上扰则心神不宁，故见夜卧不安。针对以上病机特点，治当以养血补肝，清热除烦，安神定志立法。故方中重用酸枣仁养肝血，安心神，为君药。茯苓宁心安神，茯苓与酸枣仁相配，以加强宁心安神之效，为臣药。川芎调养肝血，用为佐药。知母补不足之阴，甘草清热和药。全方配伍，共奏养血安神、清热除烦之功。

[辨证]本方为治疗肝血不足，虚热内扰，心神失养所致虚烦失眠之重要方剂。临床以虚烦不眠，心悸，盗汗，头目眩晕，舌红，脉弦细为辨证要点。

2. 朱砂安神丸(同前)

六、心肾不交型失眠

(一)主要表现

心烦不寐，入睡困难，心悸多梦；头晕耳鸣，腰膝酸软，潮热盗汗，五心烦热，咽干少津，男子遗精，女子月经不调；舌红少苔，脉细数。

(二)治疗要义

心肾不交证多因肾阴不足，肾水不能上济于心，心肝火旺，心火上炎，不能下交于肾所致。心火独亢，心神不安则心烦不眠，入睡困难或睡梦纷纭；肾精亏虚，髓海失充，故见头晕耳鸣；腰为肾府，肾主骨生髓，肾精不足可见腰膝酸软；虚火上炎，则见咽干口渴，口舌生疮；潮热盗汗，五心烦热，舌红少苔，脉细数均为阴虚火旺之象。

治法：滋阴降火，交通心肾。

(三) 代表方剂

1. 黄连阿胶汤

[组成] 黄连 9g，黄芩、白芍各 6g，阿胶 (烊化冲服) 12g，鸡子黄 2 枚。

[加减] 兼肝郁化火者加竹叶、龙骨 (先煎)、牡蛎 (先煎)；兼痰热内扰者去阿胶加半夏、远志、石菖蒲；兼心脾两虚者加党参、白术、茯苓；兼心胆气虚者加党参、茯苓、龙骨 (先煎)；心烦不寐，彻夜不眠者，加朱砂 (另兑)、磁石 (先煎)、龙骨 (先煎)。

[用法] 上方头煎加水 500mL (若有先煎则如法操作)，浸 30 分钟，武火烧开，文火煎至 200mL，二煎加水 350mL，文火煎取 200mL，两煎相合后，服用前，阿胶烊化，另待药液稍冷后将鸡子黄放入，搅匀。分别于 11 时和 21 时左右两次服用。7 日为 1 个疗程。连用 4～8 个疗程。同时嘱患者注意精神调适，禁烟、酒、浓茶。

[功用] 滋阴降火。

[应用] 本方治疗 35 例失眠患者，其中，治愈 23 例，占 65.7%；好转 9 例，占 25.7%；无效 3 例，占 8.6%；总有效率 91.4%。治疗最短 1 个疗程，最长 8 个疗程。

[体会] 随着现代社会生活节奏的加快，人们各方面的压力增大，失眠的发病率也越来越多。其中辨证为阴虚火旺、心肾不交证者为数不少。正常生理状态下，心火下温肾水，肾水上济心火；水火既济，心肾交通，使人保持旺盛的精力。若邪入少阴 2～3 日或日久，则化热耗肾阴，使肾水不能上济心火，形成阴虚于下，阳亢于上，故而心中烦不得卧。张仲景取阿胶、鸡子黄、白芍养血救阴；黄连、黄芩旨在泻火，使阴复火降，水火既济，心肾交泰，烦除而卧安。此方虽本为伤寒病而

设，但也可用于其他原因而导致心肾不交之病机者。应用此方，关键在于掌握阴虚火旺证，即伴有口燥咽干，舌红绛，脉细数。刘渡舟教授指出"此证每晚当阳入于阴之时，则烦甚而不能卧寐"（《伤寒论诠释》）。即入睡困难，心烦不宁。不寐与心烦，互相影响形成恶性循环。这是阴虚火旺，心肾不交的典型症状。对于临床表现重者，可合交泰丸以清心除烦，引火归原，只是肉桂剂量不可大，2～5g 即可，后放或研粉冲服，不可久煎。

［方源］刘翔．黄连阿胶汤加减治疗失眠 35 例［J］．山西中医，2006，22（4）：22.

2. 黄连阿胶汤合甘麦大枣汤

［组成］黄连 10g，阿胶 10g(烊化)，芍药 6g，鸡子黄 2 枚，炙甘草10g，小麦 15g，远志 12g，酸枣仁 2g，龟甲 20g（先煎），龙骨、牡蛎各30g（先煎）。

［用法］每日 1 剂，水煎分 3 次服，7 剂为 1 个疗程。劝其解除烦恼，消除思想顾虑，避免情绪激动，忌烟、酒、浓茶，适当参加体育活动，以增强体质，养成良好生活习惯等。

［功用］清心泻火，交通心肾，镇静安神，宁心益智，养肝健脾。

［应用］本方应用于 37 例失眠患者，经治疗后，一般在第 1 个疗程即可见效。经治疗 2～3 个疗程后，以睡眠安稳(每晚达 7～8 小时)、精力充沛、头晕、心悸等症状消失，情绪稳定为痊愈，28 例；睡眠及临床症状减轻(每晚睡眠持续时间在 2 小时以上)，情绪尚不稳定，但有一定的自控能力为好转，7 例；睡眠及临床症状均无改善者为无效，2例。总有效率为 94.6%。

［体会］失眠多为情志所伤、劳逸失度、久病体虚、五志过极、饮食不节等引起阴阳失交，阳不入阴而形成。而顽固性失眠的病理机制较为复杂，或思虑劳倦，内伤心脾，气血生化无源；或热病伤阴，肾精不足；或大病久延，气阴两虚；或气郁化火，火灼真阴，阴虚阳越，心神失藏所致。大多是病久失治、误治，病程缠绵不愈，心肾两虚，阴虚火旺，心肾不交，或心阴气虚。

本证治疗从治心肾入手,滋阴清火,交通心肾,使心火下引,心气平和。同时配合补益心脾之品,使心脾阴充,心阳收敛;更加重镇潜阳、养心安神之品,使阳升得平,阳入于阴,阴阳相交,心神安宁。本方选用《伤寒论》中的黄连阿胶汤清心泻火,交通心肾;《金匮要略》中的甘麦大枣汤甘缓滋补,柔肝缓急,宁心安神,亦补脾气,是培其不足,制其有余;加龙骨、牡蛎、龟甲重镇潜阳,酸枣仁、远志滋养心神,综观全方,具有清心泻火、交通心肾、镇静安神、宁心益智、养肝健脾之功效。由于药证相符,用治本证,颇见效力。

[方源]冯光泽.黄连阿胶汤合甘麦大枣汤治疗顽固性失眠37例[J].中国疗养医学,2000,9(2):56.

3. 交泰丸加味

[组成]黄连10g,肉桂2g。

[加减]方中黄连与肉桂之配伍比例为5∶1,其用量可依患者体质及病情的不同而酌情处理。肝郁化火加黄芩、栀子、郁金、竹叶、生甘草;阴虚火旺加生地黄、知母、白芍、酸枣仁、茯苓、甘草;心脾两虚加茯苓、白术、黄芪、远志、当归;痰湿内扰加陈皮、半夏、枳实、瓜蒌。

[用法]水煎,每日1剂,早、晚分服。

[功用]清心除烦,引火归元。

[应用]应用本方治疗30例失眠患者,经治疗,治愈10例,好转18例,无效2例,总有效率93.33%。

典型病案:女,62岁,2002年4月21日初诊。失眠1年余,加重1周,每晚睡1小时左右,甚至彻夜不眠,一直服用艾司唑仑(舒乐安定)、阿普唑仑(佳乐定)等药物,起初作用较明显,日久加大剂量仍疗效不佳。兼见心烦、心悸健忘、眩晕、腰酸等症状,舌红少苔,脉细数。证属心肾不交型失眠,予交泰丸加味治疗。处方:黄连10g,肉桂2g,柏子仁15g,茯苓30g,远志10g,当归10g。服用3剂后,症状逐渐好转,睡眠可达4小时,共服用20剂治愈,随访1年未复发。

[体会]交泰丸出自《韩氏医通》,具有清心除烦、引火归原之功效。

方中以黄连为君，泻心火，佐肉桂之温，以入心肾，取其引火归原之意，使心火下降，肾水上济，水火既济而阴阳交泰。临证时根据辨证随证加减，以标本兼顾，使心火得降、心神安宁而不寐自愈。药理研究证明，黄连倍肉桂，可明显抑制小鼠的自发活动，协同戊巴比妥钠的催眠作用，其作用强于黄连、肉桂等量及肉桂倍黄连者。本方结构紧凑，寒热相伍，作用直接，且不良反应少，为治疗老年失眠之良方。

[方源]盛钦业．交泰丸加味治疗老年性失眠症 30 例[J]．山东中医杂志，2003，22(7)：401.

七、瘀血留滞型失眠

这里特别要指出的是：长期顽固性不寐，临床多方治疗效果不佳，常伴有心烦，舌质偏暗，有瘀点，依据古训"顽疾多瘀血"的观点，临床辨证应以瘀论治，常选用血府逐瘀汤，药用桃仁、红花、川芎、当归、赤芍、丹参活血化瘀，柴胡、枳壳理气疏肝，地龙、路路通活络宁神，生地黄养阴清心，共奏活血化瘀、通络宁神之功，常可获得显效。所以在此加了"瘀血留滞型失眠"一型，定为失眠的第七型。

(一)主要表现

该型主要特征是长期顽固性不寐，临床多方治疗效果不佳，伴有心烦，舌质偏暗，有瘀点。依据古训"顽疾多瘀血"的观点，临床辨证应以瘀论治。

(二)治疗要义

本证因瘀致病，血络瘀滞，心脉受阻，心神失养，阳不入阴，神不守舍，致入眠不易，梦中惊魇；因病致瘀，由于久病，脉络瘀阻，则络中之血亦随之而瘀，即所谓"久病入络""久病必瘀"。

治法：活血化瘀，安神宁心。

(三)代表方剂

1. 血府逐瘀汤

[组成]当归9g，生地黄9g，桃仁12g，红花9g，枳壳6g，赤芍6g，

柴胡 3g，甘草 6g，桔梗 4.5g，川芎 4.5g，牛膝 9g(水煎服)。

[功用]活血祛瘀，行气止痛。

[主治]本方原用于治疗胸中血瘀证。胸痛、头痛日久不愈，痛如针刺而有定处，或呃逆日久不止，或内热烦闷，心悸失眠，急躁易怒，入暮潮热，唇黯或两目暗黑，舌黯红或有瘀斑，脉涩或弦紧。

[方析]本方为治疗瘀血内阻胸部，气机郁滞所致胸痛、胸闷之方。瘀血内阻胸中，阻碍气机，不通则痛，故胸痛日久不愈；瘀血内阻胸中，气机郁滞，故胸胁刺痛；瘀血阻滞，清阳不升，则为头痛；瘀热上冲动膈，可见呃逆不止；郁滞日久，肝失条达之性，故急躁易怒等。气血瘀而化热，病在血分，故入暮潮热、内热烦闷；瘀热上扰心神，闭阻心脉，心失所养，故见心悸、失眠。至于唇、目、舌、脉所见，都为瘀血征象。针对以上病机特点，治宜活血祛瘀，行气止痛，方中当归、川芎、赤芍、桃仁、红花活血化瘀；牛膝祛瘀血，通血脉，并引瘀血下行，共为方中主要组成部分。气能行血，血的循行，有赖于肺气的输布，肝气的疏泄。故配柴胡疏肝解郁；桔梗开宣肺气，载药上行，合枳壳，则一升一降，宽胸行气，使气行则血行；生地黄凉血清热，合当归又能养血润燥，使瘀去新生；甘草调和诸药。

典型病案： 沈某，女，46 岁。有不寐史 4 年余。患者初因过度劳累，心情不畅，逐渐出现间断性失眠，未及时有效地治疗，发展为通宵不寐，曾服用过地西泮(安定)等西药治疗，仍无好转。诊见：面色欠华，心烦不安，急躁易怒，舌质红，边有瘀斑，苔黄，脉弦数。辨为久病入络，气滞血瘀，肝郁化火。治以血府逐瘀汤加减：柴胡 10g，生地黄 15g，赤芍 15g，当归 9g，川芎 9g，红花 6g，桃仁 9g，枳壳 9g，桔梗 6g，牛膝 6g，黄芩 10g，栀子 10g，生甘草 3g。每日 1 剂，水煎服。服用 7 剂后，自觉精神舒畅，能安然入睡 5 小时，时有少梦，心慌，大便干结。后继用该方加减服用 3 周，病获痊愈。

[体会]血府逐瘀汤实为四逆散和桃红四物汤加桔梗、牛膝而成。四逆散疏肝解郁，调理肝脾，具有调治气血和气机之功用；桃红四物汤具有养血活血，祛瘀生新，调益肝肾之功用。配伍桔梗、牛膝，二者一升一降，合药力上行下达，以交通阴阳。纵观全方，调气而不耗气，治

血而不伤血。运用于顽固性失眠，可通过调畅气机，养血活血，祛瘀活血，逐步改善和恢复人体睡眠功能，从而达到病愈之目的。

[方源]范文东，章浩军，张碧莲．血府逐瘀汤加减治疗顽固性失眠症 56 例．国医论坛，2006，1（1）：19.

第四章 治疗失眠的自然疗法

什么是自然疗法？所谓自然疗法，即运用各种自然的手段来治疗疾病的方法。具体而言，自然疗法是应用与人类生活有直接关系的物质，诸如食物、空气、水、音乐、阳光、体操、睡眠、休息以及有益于健康的精神因素，如希望、信仰等来保持和恢复健康的一种科学艺术。

自然疗法是以人体健康为核心，重点强调维护身体健康和预防疾病。而西医是以疾病为核心，重点放在当机体出现了疾病时，如何诊断和治疗。因此这两种体系在学术思想上和技术手段上迥然不同。自然疗法的哲学指导思想是深信机体的自愈能力，在其医疗过程中尽量避免使用任何削弱机体自愈能力的医疗手段，不能忽视机体的自愈能力，更不能用各种疗法取而代之。因此，自然疗法的指导原则是教育患者采用健康的生活方式，增强机体的自愈能力，应用自然和无毒的疗法预防和治疗疾病。

自然疗法包括营养疗法、植物药疗法、顺势疗法、针灸按摩疗法、水疗法、物理疗法、心理咨询及生活方式的调整；另外，还包括水果疗法、森林疗法、园艺疗法、音乐疗法、"五分钟笑"疗法等。在这里重点介绍按摩疗法、足浴疗法、艾灸疗法、刮痧疗法等自然疗法。自然疗法在临床或民间是一种行之有效、疗效肯定的治疗方法。这类方法基本上患者都能够自我完成，不用求医，不用求人，不用专门场地，不用专门设备，经济实惠，疗效确实，易于广泛地推广应用。

前面我们已经介绍了自然疗法的有关知识，现在再逐个介绍自然疗法的几种具体治疗方法，以供失眠患者在实践中自己操作应用，为自己服务。

第一节 失眠的按摩疗法

一、按摩方法简介

在未介绍人体具有镇静安眠作用的穴位之前，先来介绍一下自我按摩的有关基础知识。为求普及，只能简明扼要地介绍，而不像为专业人员讲述得那样全面详细。本次介绍尽量简而实用，多讲实践方法，少谈理论，如果要讲理论，目的都是为实践服务的，无关紧要的理论，一概不再赘述。

先来说说什么叫自我按摩。顾名思义，自我按摩就是说自己给自己按摩，又叫自我健康保健疗法。它是针对自身出现的不适症状和疼痛等等，自己动手作用于自身体表的穴位或反射区，根据祖国医学的经络和全息理论，来调节人体的经络系统，疏通经络，调节人体气血，以达到防病治病的目的；它是一种既经济实用又不求人的保健方法，是祖国医学重要的组成部分。根据中医经络学原理和按摩手法中补泻原则，在人体体表进行自我按摩，就可以通经活络、行气活血、通窍聪耳，只要长期坚持，一定会对大多数轻症或亚健康状态起到明显的治疗效果。可以说是有病治病，无病保健，是强身健体、延年益寿的好方法。下面就自我按摩的有关技巧做如下介绍。

(一)按摩手法

对穴位的刺激，以按摩最为方便，如果不求人，自己给自己按摩，那么随时随地都可以进行。在按摩的时候可以根据所在穴位的位置，选择最方便的方法进行刺激，方法不拘一格。现就几种常用按摩手法介绍如下。

1. 按　法

用拇指、食指或中指的指端或指腹，按压体表的特定区域。一般来说，拇指按压的力量大于食指和中指，指端的力量又大于指腹的力量。

按压时手指固定在穴位上不动，着力向下施压，先轻后重，按压时以患者感到酸麻胀痛为宜。按压法可分单指法和双指法两种。单指法是拇指或食指指端按压在穴位上；双指法是将两个手的手指重叠起来，同时按压在反应区上，意在加大刺激强度。动作要领：操作时，力量要平衡，由轻到重逐渐加力，患者有明显"酸、麻、胀、痛"得气感，再慢慢将手抬起，这样反复操作至完成。切记用暴力，或用力不均匀，或时轻时重。

2. 揉 法

其实质为揉和按的结合。具体操作方法：是以指腹吸定在施术部位，对穴位进行左右、前后旋转的圆圈式揉按，在揉的同时并且向下按压，以带动皮下组织。手法是由轻到重，再到轻，其转动方向一般为顺时针，要有节律，速度适度均匀，以每分钟 120～160 次为宜。

3. 推 法

是以手指指腹、手掌、大小鱼际、拳面着力于治疗部位，顺着经络的循行路线或肌纤维的方向平直向前、向后来回推拉，在治疗部位或穴位上缓和地按揉若干次。动作要领：推进的速度要缓慢，着力部分要紧贴皮肤，用力稳健，速度缓慢均匀，沿着经络的走向推行。如果怕损伤皮肤，治疗前可在治疗部位涂按摩油或润滑剂。

4. 敲打法

手指握拳，在某个穴位或某一条经络的某一段，进行来回敲打，以打通经络，疏通气血。动作要领：操作时用力由轻到重，力量要均匀，以患者能忍受、感到舒服为原则。如足后跟"失眠穴"也叫"百敲穴"，在按摩时，手指握拳，在穴位上来回敲打 100 次以上，两脚交替进行敲打。

5. 捏 法

用大拇指和食指或其他四指相对用力挤捏并逐渐移动。例如我们常常对处于相对位置的两个穴位，如位于前臂内、外侧的内关与外关，位于足踝部内外侧的昆仑与太溪，用捏法同时可以刺激两个穴位。捏法还用于肌肉丰满能捏的部位，操作是用拇指和食指，把穴位上的皮肉捏住提起再放松为 1 次，一般进行 100 次。此法有疏通经络、活血止痛的作用。如身体的某一部位疼痛，可用捏法来治疗，以缓解疼痛。

(二)按摩注意事项

1. 每次按摩时间

每次按摩以不少于 5~10 分钟为宜，也可不局限时间、地点，只要有时间就可以进行局部或全身的保健按摩。这次保健这个部位，下次保健另外一个部位；或这次保健这个系统，下次保健另外一个系统。总之，只要闲下来就得有点事干，为自己的健康多付出点劳动。正如在军营时战士们常喊的一句话：平时多流汗，战时少流血。对于我们的身体来说，平时多保健，自然疾病就会少缠身。这也像爱车如命的司机一样，平时多检查、勤维修，开起来就会少出故障，或不出故障，得心应手。这样身体就会健康，少生病或不生病，一天活得潇潇洒洒，这样不就得到了最好的回报吗。自己少受痛苦，家人少受拖累，少花医疗费，岂不是一举多得。关键是自己不痛苦。笔者的保健按摩时间都是选在坐公交、看电视、说闲话、坐地铁时进行。总之，一切可以利用的小块时间都可以用在自我保健上来。

2. 按摩时所用力量

这个是有讲究的。一般来说，用力需由轻到重，柔而缓慢，再由重到轻，慢慢停止操作。轻中有重，重中有轻，切忌粗暴，强揉硬推，以免挫伤皮肤和组织器官。总之，整个操作过程以患者或自己感到舒服、不难受为最基本的原则。

3. 按摩的疗程

在医院或诊所当然是有疗程的，一般是 7~10 天为一疗程，作为自我保健按摩就没有必要规定什么疗程了。因为自己就是术者，不需要求人，只要有空闲时间，随时随地自己都可以按摩。一般情况下，按摩以 2~3 个月为宜，需要耐心坚持，才能取得效果。需要保健的人群，要通过学习，熟悉全身哪些穴位具有预防保健作用，并且要持之以恒地坚持按摩，这对保持身体健康、不生病或少生病、延年益寿绝对是件好事，不能把它看成是可有可无的小事。

（三）取穴位的手指同身法

手指同身法其实就是取穴位时的三种度量方法，简介如下。

（1）中指同身寸法：拇指与食指相屈如环，中指中节内外侧两端纹头之间的距离定为1寸。临床适用于四肢取穴的直寸或背部取穴的横寸。

（2）拇指同身寸法：取患者拇指指关节的宽度为1寸，用法同上。

（3）横指同身寸法（一夫法）：是将食指、中指、无名指及小指并拢，以中指中节横纹处为准，四指宽度的长度为3寸，临床应用十分广泛。

二、具有安眠作用的穴位

经络是经脉与络脉的总称，意指周身气血运行的通道。经络是古人在长期生活保健和医疗实践中逐渐发现并形成的理论，它是以手、足各三阴和三阳经以及任、督二脉为主体，网络遍布全身的一个综合系统。它内联五脏六腑，外布五官七窍、四肢百骸，沟通表里、上下、内外，将人体的各部分连接成有机的、与自然界阴阳属性密不可分的整体。它不仅指导着中医各科的临床治疗，而且是人体保健、养生、祛病的重要依据。人体经络疗法是最自然、最绿色、最健康、最贴心、最享受、最贵族的"中国式养生"疗法。本章中详细介绍了穴位按摩疗法的基本知识与基本方法，以及针对失眠的辨证选穴和刺激疗法及技巧，特别是对足穴、耳穴也做了介绍。内容翔实、图文并茂、实用性强，是临床保健按摩的参考书。人体具有安眠作用的穴位包括体穴、耳穴，以手足的反应区、经外奇穴等，但最主要、最常用的还是体穴。笔者将散见于各方面具有安眠镇静效应的穴位和反射区集中起来加以详细介绍，以帮施术者准确地找到穴位，以此为基础，来提高治疗效果。兹分别介绍如下。

（一）神门穴（心经）

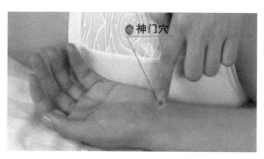

神门穴位的准确位置图

神门穴，经穴名。属手少阴心经，是人体手少阴心经上的重要穴位。

"神门穴"："神"，与鬼相对，气也。"门"，出入的门户也。该穴名意指心经体内经脉的气血物质由此交于心经体表经脉。本穴因有地部孔隙与心经体内经脉相通，气血物质为心经体内经脉的外传之气，其气性同心经气血之本性，为人之神气，故名"神门穴"。

神门穴是心经的第一要穴，既是俞穴，又是原穴。在腕部，腕掌侧，腕横纹尺侧端，尺侧腕屈肌腱的桡侧凹陷处。此穴乃心气出入之门户，能养心安神，帮助入眠，调节自主神经，补益心气，安定心神，为治疗失眠的主要的穴位。

1. 定　位

在腕部，腕掌侧，腕横纹尺侧端，尺侧腕屈肌腱的桡侧凹陷处。

2. 取穴方法

仰掌，在腕横纹尺侧端，尺侧腕屈肌腱桡侧凹陷中。

3. 主　治

（1）心痛，心烦，惊悸，怔忡，失眠，健忘，痴呆，癫痫，精神狂躁症，精神分裂症，癔症，老年痴呆症，小儿惊厥，晕车等心与神志病证。

（2）改善心悸，治疗心绞痛、无脉症、胸胁痛。

（3）妊娠呕吐。

（4）便秘，食欲不振。

4. 神门穴治疗失眠的方法

（1）刺灸法：有条件可用此法。

治法：寒则热之或补之、灸之；热则泻之。针刺一般直刺 0.3~0.5 寸；向上平刺 1~1.5 寸，透灵道穴，局部酸胀，并可有麻电感向指端放射。

（2）按摩方法：每天晚上睡前，左右手交替，用大拇指点按神门穴 15~20 分钟即可；点按刺激神门穴，用力不要过重，以适中为度，有酸胀感为宜。

（3）艾炷灸 3~5 壮；艾条灸 15~20 分钟。以局部有温热感，皮肤潮红为度。

（二）内关穴（心包经）

内关穴是人体手厥阴心包经上的重要穴位之一，出自《灵枢·经脉》。内关，内，内部也；关，关卡也。内关名意指心包经的体表经水由此注入体内。内关为常用特定穴，是多种疾病按摩治疗时的首选穴，亦是全身强壮要穴之一。其穴络属于手厥阴心包经，善治内脏疾病，故名内关。对心、胸、胃、神经性疾病均有效。能宁心安神、宣痹解郁、宽胸理气、宣肺平喘、缓急止痛、降逆止呕、调补阴阳气血、疏通经脉等。在平日的养生保健中，可以经常按压，以舒缓疼痛症状，解除疲劳。内关防治的疾病甚广，是多功能、高效用、适用范围广的重要腧穴。常按内关穴能增强身体免疫力，提高机体抵抗力，已为医家所公认，是人体保健的首选穴位之一，非一般穴位所能及也。

1. 定 位

伸臂仰掌，在腕横纹上 2 寸，曲泽与大陵穴的连线上，掌长肌腱与桡侧腕屈肌腱之间取穴。

2. 取穴方法

将右手三个手指并拢，无名指放在左手腕横纹上，这时右手食指和左手手腕交叉点的中点，就是内关穴。为说明确切位置，可以攥一下拳头，攥完拳头之后，在内关穴上有两根筋，实际上，内关穴就在两根筋之间的位置上。

3. 主 治

内关穴主要用于心血管、神志及消化系统等疾患的临床治疗。

（1）循环系统疾病：心痛，心悸，风湿性心脏病，心包膜炎，心肌炎，眩晕，心绞痛，心动过速，心动过缓，高血压等心血管系统疾病，且能直接影响心脏的血液供应。

（2）呼吸系统疾病：胸胁痛，哮喘急性发作，急性气管炎，肺气肿，肺心病引起的咳嗽有痰，气短。

（3）神经及精神系统疾病：惊悸，怔忡，失眠，健忘，抑郁，痴呆，癫痫，精神狂躁症，精神分裂症，癔症，老年痴呆症，梅核气，胸胁痛，中风后遗症，肘臂挛痛，落枕等病。

（4）消化系统疾病：胃脘痛，胃肠炎，胃溃疡，神经性呕吐，膈肌痉挛，妊娠恶阻及脘胀，泄泻，痞块，便血，恶心呕吐，食欲不振，消化不良等。

（5）生殖系统疾病：月经不调，痛经，孕吐，遗精，早泄，阳痿等。

4. 内关穴治疗失眠的方法

（1）穴位按摩法：用右手拇指按压左手内关，食指托住外关穴（在腕关节背侧，与内关相对），两指同时按压，一捏一松50下，换左手捏拿右手内关50下。内关穴的按摩方法很简单，用一只手握紧另一只被按摩手臂的下端，使这只手的大拇指垂直按在内关穴上。用指尖有节奏地进行按压，按摩以产生酸、麻、胀的感觉为宜。用左手的拇指尖按压右内关穴上，左手食指压在同侧外关上，按捏10～15分钟，每日2～3次；再用右手按压左侧的穴位，反复操作即可，以产生酸、麻、胀的感觉为宜。对于没有心脏病的人，一般每天按摩两次，每次2分钟即可。也就是60～70下就行了。只要有酸、麻、胀的感觉就可以了，每天这么做一做，两分钟，每天每人做两次，一共是5分钟。

注意：进行穴位按摩时，指甲一定要短，以防止划伤皮肤。

内关穴的保健作用：主治胃脘痛、呕吐、心痛、心烦、心慌、心悸、心律失常、心胸部各种疾患、失眠、癫痫、癔症等，且能直接影响心脏的血液供应。

(2)艾灸法：温和灸，每穴 15～20 分钟，每日 1 次，睡前施灸，5～7 次 1 个疗程。

(3)敷贴法。

(4)激光照射法。

(5)热敷奄包。

本穴的治疗方法(2)～(5)的具体操作将在有关章节里叙述，这里不再赘述。

(三)足三里穴(胃经)

足三里穴是足阳明胃经的第一要穴。实践证明，此穴治疗范围甚广，是人体最重要的强壮穴。古今大量的实践都证实，足三里是一个能防治多种疾病、强身健体的重要穴位。足三里是抗衰老的有效穴位，经常按摩该穴，对于抗衰老、延年益寿大有裨益。俗话说"要想身体安，足里常不干"就是指想要身体健康无病，就要经常对足三里进行按摩或艾灸。所谓"三里"是指理上、理中、理下。胃处在肚腹的上部，胃胀、胃脘疼痛的时候就要"理上"，按足三里的时候要同时往上方使劲；腹部正中出现不适，就需要"理中"，只用往内按就行了；小腹在肚腹的下部，小腹病痛，按压足三里时往下方使劲，这叫"理下"，这就是所谓"三里"说法的来历。

1. 定 位

足三里穴位于腿膝盖骨外下方凹陷往下约四横指处(膝关节处有一个髌骨，髌骨下两边有两个凹陷，叫膝眼穴，内侧的叫内膝眼，外侧的叫外膝眼，从外膝眼开始往下四个横指，胫骨的前边向外一横指宽即足三里穴)。简单地说，足三里穴位于外膝眼下四横指，由胫骨旁开一横指，是该穴。

2. 取穴方法

足三里穴位于外膝眼下四横指，胫骨从下往上触摸小腿的外侧，左膝盖的膝盖骨下面，可摸到凸块(胫骨外侧髁)。由此再往外，斜下方一点之处，还有另一凸块(腓骨小头)。这两块凸骨以线连接，以此线为底边向下作一正三角形。而此正三角形的顶点，正是足三里穴。足三里穴在外膝眼下 3 寸，距胫骨前嵴一横指，当胫骨前肌上。取穴时，由外膝眼向下量四横指，在腓骨与胫骨之间，由胫骨旁开一横指，该处即是。

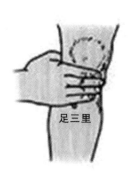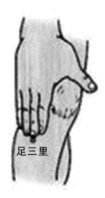

足三里的准确位置图

3. 主　治

（1）现代常用于治疗急慢性胃肠炎、十二指肠溃疡、胃下垂、痢疾、阑尾炎、肠梗阻、肝炎、胃痛、呕吐、腹胀、肠鸣、消化不良、便秘、腹泻、疳积等胃肠道疾病。

（2）高血压，高脂血症，冠心病，心绞痛，风湿热，心悸，气短。

（3）肾炎，肾绞痛，膀胱炎，阳痿，遗精，功能性子宫出血，盆腔炎。

（4）下肢痿痹，中风，下肢不遂，脚气，水肿。

（5）休克、失眠、癫狂等疾病。

足三里穴具有调理脾胃、补中益气、通经活络、疏风化湿、扶正祛邪之功能。现代医学研究证实，针灸刺激足三里穴，可使胃肠蠕动功能有力而规律，并能提高多种消化酶的活力，增进食欲，帮助消化；在神经系统方面，可促进脑细胞功能的恢复，提高大脑皮层细胞的工作能力；在循环系统、血液系统方面，可以改善心功能，调节心率，增加红细胞、白细胞、血色素和血糖量；在内分泌系统方面，对垂体—肾上腺皮质系统功能有双向良性调节作用，能提高机体防御疾病的能力。

4. 足三里穴治疗失眠的方法

足三里穴自我穴位按摩的保健作用十分重要，在此多叙述一些，使大家能更好地了解该穴位的用途，用好它，为我们的健康服务。

（1）正坐床上或凳椅上，两腿屈膝，用两手拇指分别按压在两腿足三里上，余四指并拢托住小腿肚，两手拇指同时用力按揉50下或用拇指指腹在足三里穴位之上，垂直用力，向下按压，按而揉之。反复地用大拇指按揉，四个手指头抱住腿肚或者用中指按压法来按揉，其余四指握拳或张开起支撑作用，以协同用力。让刺激充分达到肌肉组织的深层，产生酸、麻、胀、痛和走窜等感觉，持续数秒后，渐渐放松，如此反复操作，一般每次2～3分钟就可以了。

（2）垂直捶打足三里穴：捶打之时，也会产生酸、麻、胀、痛和走窜等感觉，用拳捶打足三里穴，一般捶打2～3分钟就可以了。

（3）艾灸足三里：艾灸是足三里最经典的保健方法。民间则有谚语"艾灸足三里，胜吃老母鸡"之说。《针灸真髓》曰："三里养先后天之气，灸三里可使元气不衰，故称长寿之灸。"常灸之保健防病，延年益寿，增强体力，解除疲劳，预防衰老，对结核病、感冒、高血压、低血压、动脉硬化、冠心病、心绞痛、风心病、肺心病、脑出血等都有防治作用。体质虚弱者，尤其是肠胃功能不好，抵抗力降低的人，宜用此法增强体质。

对足三里施灸时，取艾条一根，将其点燃后，靠近足三里熏烤，艾条距穴位约3cm左右，如局部有温热舒适感，就固定不动，每次灸10～15分钟，以灸至局部稍有红晕为度，隔日施灸1次，每月灸10次即可。艾灸时应让艾条的温度稍高一点，使局部皮肤发红，艾条缓慢沿足三里穴上下移动，以不烧伤局部皮肤为度。以上两法只要使用其一，坚持2～3个月，就会使胃肠功能得到改善，使人精神焕发，精力充沛，失眠显著改善。如果要用艾炷灸足三里，可灸5～15壮，温灸10～15分钟。在人身体上，神门穴、太渊穴（腕掌侧横纹桡侧，桡动脉搏动处）和足三里，这三个穴位搭配在一起，功能恰恰就相当于归脾汤中的四味中药，因此，按揉这三个穴位可以养心安神助睡眠。

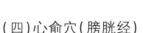

（四）心俞穴（膀胱经）

心俞穴属于足太阳膀胱经，是常用腧穴之一，有宽胸理气、通络安神等作用。心俞穴的位置：位于背部，第五胸椎棘突下，旁开1.5寸。

1. 定 位

位于第五胸椎棘突下，旁开1.5寸。

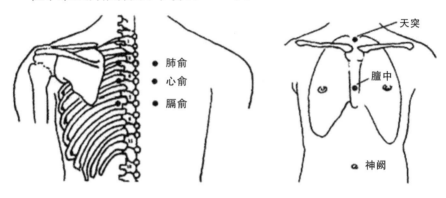

心俞穴位的准确位置图

2. 取穴方法

心俞穴位于人体的背部，取穴时一般可以采用正坐或俯卧姿势，当第五胸椎棘突下，左右旁开二指宽处（或左右约1.5寸）即为该穴。

3. 主 治

心经及循环系统疾病。

（1）心痛，心悸，心烦。

（2）失眠，健忘，梦遗，癫狂病。

（3）咳嗽，吐血，盗汗。

4. 心俞穴的常用配伍

（1）心痛、惊悸：配巨阙穴（上腹部，脐中上6寸）、内关穴。

（2）失眠、健忘：配内关穴、神门穴。

5. 心俞穴治疗失眠的穴位配伍及按摩方法

（1）用基础按摩手法着重按揉心俞、脾俞、膏肓穴（背部第四胸椎棘突下，旁开 3 寸)各约半分钟。

（2）按揉三阴交穴 1 分钟。

（3）按揉足三里穴 1 ~ 2 分钟。

（4）掐按两内关、神门穴各 1 分钟。

（5）推摩印堂穴约 2 ~ 3 分钟。

（五）肝俞穴（膀胱经）

肝俞，经穴名。出自《灵枢·背俞》，属足太阳膀胱经，肝之背俞穴。有清利肝胆、宁神明目、补血消瘀的功效。

1. 定 位

在背部，当第九胸椎棘突下，旁开 1.5 寸。布有第九、十胸神经后支的内侧皮支；深层为外侧支、第九肋间动静脉后支的内侧支。

2. 取穴方法

先找到肩胛下角，然后平行至脊柱，找到第七胸椎的棘突，往下数两个椎体就是第九胸椎了，再旁开 1.5 寸就是肝俞穴了。

3. 主 治

（1）急、慢性肝炎，胆囊炎，胃痛，吐血，衄血，眩晕。

（2）夜盲，目赤痛，青光眼。

（3）失眠，神经衰弱，癫狂，痫证。

（4）脊背痛、肋间神经痛等。

4. 肝俞穴治疗失眠的方法

（1）配肾俞、太溪主治健忘、失眠。方法：患者俯卧，按摩者在其背部用擦法，操作 3 ~ 5 分钟。心脾亏损者，可多按揉心俞、脾俞；肾虚者，可多按揉肾俞（腰部两侧）、关元俞（腰部第五腰椎棘突下，旁开 1.5 寸），最后再点按神门、足三里、三阴交。

（2）艾灸肝俞穴治疗失眠：艾炷灸 3 ~ 7 壮；或艾条灸 5 ~ 15 分钟。每天 1 次，7 次一疗程。

（3）日常保健：指压第九、十胸椎之间左右 1.5 寸处的肝俞穴，能使胃功能恢复正常，对于治疗宿醉也有显著功效，除指压肝俞穴外，也可握拳敲打。

（六）脾俞穴（膀胱经）

脾俞，经穴名。出自《灵枢·背俞》，属足太阳膀胱经，脾之背俞穴。有利湿升清、健脾和胃、益气壮阳的功效。

1. 定　位

在背部，当第十一胸椎棘突下，旁开1.5寸。

2. 取穴方法

脾俞穴位于人体背部，取穴时应采用俯卧的姿势，在第十一胸椎棘突下，左右各旁开1.5寸（两指宽）处取穴。

3. 脾俞穴主治

（1）脾胃疾患，如脘腹胀痛、呕吐、噎膈、胃痛、消化不良、胸胁胀痛、神经性呕吐、鼓胀、黄疸水肿、不欲饮食、带下、痃癖积聚、泄泻痢疾。

（2）贫血，进行性营养不良，食不生肌，四肢不收，虚劳，肝脾肿大，月经不调，糖尿病，肾炎，荨麻疹。

（3）出血性疾病，尿血，吐血，便血，皮肤紫斑。

（4）失眠，神经衰弱等。

现代医学多用脾俞穴治疗急慢性胃炎、胃或十二指肠溃疡、胃下垂、神经性呕吐、消化不良、肝脾大、贫血、慢性出血性疾病、肝炎、肠炎、神经衰弱、白细胞减少症、子宫下垂、荨麻疹、糖尿病等。

4. 脾俞穴艾灸治疗失眠的方法

配合神门、照海治疗失眠；配合四神聪、水沟治疗健忘症。方法：艾炷灸5~7壮，艾条温灸10~15分钟。

（七）肾俞穴（膀胱经）

肾俞，经穴名。出自《灵枢·背俞》，属足太阳膀胱经，肾之背俞穴。为肾脏之气转输之处，主治肾脏疾病，故名肾俞。

1. 定　位

在腰部，当第二腰椎棘突下旁开1.5寸。

2. 取穴方法

通常采用俯卧姿势，在腰部先找到第二腰椎，在第二腰椎棘突下，左右各旁开二横指宽处。即肚脐对应的腰椎命门穴，旁开 1.5 寸（两横指）为肾俞穴。

3. 主　治

（1）遗精，阳痿，早泄，月经不调，带下，不孕，不育，遗尿，尿频，五更泻，水肿，腰痛。

（2）肾脏病，高血压，低血压，耳鸣，精力减退，喘咳少气等。

（3）神经衰弱，失眠。

4. 肾俞穴治疗失眠的按摩方法

第一步：要搓热掌心，搓热掌心后，把两手放到肾俞穴上。

第二步：掌心在肾俞穴上做擦的动作，一上一下地擦动，通过擦的动作可以让肾俞穴部位发热，而且是从里面往外发热。

适合人群：存有神智问题、记忆力下降、头发早白、脱发、眼睛干涩、耳鸣者。

严重警告：肾俞穴是不能敲击的，特别是有肾病、肾积水的患者。如果敲击会加重病情！平时有这些症状的朋友们可以让家人多帮助按摩一下肾俞穴穴位。

（八）申脉穴（膀胱经）

申，八卦中属金也，此指穴内物质为肺金特性的凉湿之气。脉，脉气也。该穴名意指膀胱经的气血在此变为凉湿之性。本穴物质为来自膀胱金门穴以下各穴上行的天部之气，其性偏热（相对于膀胱经而言），与肺经气血同性，故名。其功效能活血理气，宁心安神。

1. 定　位

下肢外踝下缘凹陷中。

2. 取穴方法

拇指指腹放在外踝尖上，向下一滑，滑入凹陷处，即申脉穴。

3. 主　治

（1）痫证，癫狂，失眠，精神分裂症，头痛，眩晕。

（2）目赤肿痛。

（3）腰腿痛，足踝关节痛，下肢痿痹，脑血管疾病后遗症。

4. 申脉穴治疗失眠的方法

（1）申脉穴的灸法为：艾炷直接灸 3 ~ 5 壮，艾条温和灸 5 ~ 10 分钟，配合艾灸神门穴、脾俞穴、心俞穴，主治失眠。

（2）申脉穴按摩的具体方法：用手指按压穴位，微微感到有酸、麻、胀、困的感觉即可，同时尽量深呼吸，维持几分钟后，可以稍放松。如果能坚持用这种方法治疗一段时间，心情就会有所改变，耐性也会回归。对于缺乏耐性，对任何事情都感到厌烦的人，可以自我按摩一下申脉穴。

（九）三阴交穴

三阴交穴属脾经。三阴，足三阴经也；交，交会也。穴名意指足部的三条阴经中，气血物质在本穴交会。本穴物质有脾经提供的湿热之气，有肝经提供的水湿风气，有肾经提供的寒冷之气，三条阴经气血交会于此，故名三阴交穴。本穴是足太阴、足少阴、足厥阴三阴经之交会穴，能通调肝脾肾之经气，达到健脾、益肾、养肝的作用，使精血得以统摄于脾，受藏于肝，内养于肾，心气下交，则神志安宁。

1. 定　位

首先先正坐，下肢屈膝成直角，除大拇指外，其他四个手指并拢，横着放在足内踝尖（脚内侧，内踝骨最高的地方）上方，小腿中线与食指的交叉点就是三阴交穴。

2. 三阴交穴取穴方法

内踝最高点之上 3 寸（即横四指，如图所示），胫骨内侧缘后方。

3. 主　治

（1）月经不调，带下，小便不利，遗尿，遗精，阳痿，早泄等男科、妇科疾病。

（2）肠鸣腹胀，泄泻，便秘，胃肠疾病。

（3）失眠、健忘、眩晕等病。

（4）风疹、湿疹、皮肤瘙痒等皮肤病。

4. 三阴交穴治疗失眠的方法

（1）点揉法：点揉法常用于下肢穴位，因为下肢穴位所在部位肌肉比较丰厚，用力点下去之后再去揉，坚持时间长一些，就可以起到持久的刺激作用，与足三里穴的点揉法是一样的。拇指立起来，放在穴位的表面，先用力向下按压，再去揉，按 1 分钟停下来，间隔一会儿，再揉 1 分钟。揉三阴交穴时，手指方向（手指放的方向）很关键，这样可能起到比较好的刺激效果。三阴交穴有调畅人体气血运行的作用，但是孕产妇切记不要在这个穴位上进行按摩，这个穴位有滑胎作用，容易早产的人不适合按摩这个穴位。

（2）穴位药物贴敷法：穴位贴敷治疗失眠的效果也非常好。现介绍一个简便的方法：取吴茱萸、肉桂各等份，研成末后装瓶备用。每天晚上临睡前取药末 5～10g，加入蜂蜜调成药膏，贴在一侧的三阴交上，然后用纱布包扎好。每天换药 1 次，左右侧穴位交替用药。

（十）照海穴（肾经）

照海穴为八脉交会穴，和奇经八脉的阴跷脉相通。照，照射也；海，大水也。该穴名意指肾经经水在此大量蒸发。就是说，照海穴是供应全身肾经经水的穴位。

1. 定 位

内踝最高点正下缘直下凹陷处即是该穴。

2. 取穴方法

正坐，两足心对合，当拇指指腹放在内踝尖上，向下滑，下缘凹陷处，上与踝尖相直即是该穴。

3. 主 治

（1）失眠，神经衰弱，健忘，癫痫等精神、神志疾病。

（2）月经不调，痛经，带下，小便频数。

（3）咽喉干痛、目赤肿痛等五官热性疾病。

（4）肩关节周围炎，足痿，神经性皮炎。

4. 揉按照海穴的方法

按摩照海穴时，要先盘腿坐好。然后用拇指指腹分别按住双侧照海穴，按的时候，垂直加一些压力，压力不要太大，穴位局部有微微酸胀的感觉即可。按住穴位之后，开始做旋转按揉，旋转的方向以向着心脏的方向为准，频率是 100～120 次/分，中间不要停顿，或按揉 10～20 分钟即可。

这里可以透露一个小窍门给大家，便于大家更好地使用照海穴来保养自己的身体。在按摩这个穴位的时候，要闭口，不能说话。如果感觉到嘴里有津液出现，一定要咽到肚子里去。一般来说，点揉 3～5 分钟后就会感觉到喉咙里有津液出现，疼痛也会马上随之缓解。古代修炼家都讲究炼津化精，津液生发多了，人体的肾精自然充盈，客观上也起到了滋阴固肾的作用，所以说，照海穴是真正调动人体的大药。闭口不说话，并没有什么玄机，只是为了使生发的津液易于滋润喉咙，这也就是古人所说的吞津法。阴跷脉主人一身的水液，交会于照海穴，既滋肾清热，又能通调三焦，所以揉按照海穴会激发肾中精气，引水液上行，滋润喉咙。虚火得到肾水的滋润则下行，嗓子疼痛自然就"水到病除"了。但如果炎症比较严重，还要及时到医院就诊，以免贻误病情。

照海穴配神门穴、风池穴（枕骨下，胸锁乳突肌与斜方肌上端间的凹陷，与耳垂平行）、三阴交穴点揉，治疗阴虚火旺之失眠症效果会更显著。

（十一）太溪穴（肾经）

太溪穴是足少阴肾经之"输"穴，古代又称其为"回阳九穴之一"，重在补肾，具有明显提高肾功能的作用。

1. 定 位

位于足内侧内踝后方，内踝尖与跟腱之间。

3. 取穴方法

内踝与跟腱连线之中点即为该穴。

4. 主 治

（1）失眠，神经衰弱，健忘症。

（2）头痛目眩，咽喉肿痛、牙痛、耳鸣、耳聋等五官科疾病。

（3）月经不调，带下，遗精，阳痿，小便频数。

（4）腰脊痛，下肢厥冷。

（5）气喘、胸痛、咯血等肺部疾病。

5. 太溪穴治疗失眠的方法

用对侧手的拇指按揉，也可以使用按摩棒或光滑的小木棒按揉，注意力量要柔和，以感觉酸胀为度，不可力量过大以免伤及皮肤。对于肾炎患者，按揉后可使高血压有一定程度的降低，尿蛋白明显减少。按摩虽然有很好的效果，但是需要持之以恒，还需要配合药物治疗，效果才会更好。

在按摩的时候，双足的太溪穴都要进行按摩。可以先用右手的拇指指腹对左足的太溪穴进行按摩，按压的时候，按照顺时针和逆时针结合的方式进行，来回各 20 次左右，每次按摩时间在 3 分钟左右便可以了。右足同法。注意手指用力不要过猛，有稍微酸痛感觉便可以。对太溪穴进行按摩揉捏能很好地刺激人体肾经的经气，对于疏通整条肾经以及全身的调理都有很重要的作用。所以，如果坚持对此穴位进行按摩，便能起到很好的滋补肾气的作用。

这里应说明的是照海和太溪都是肾经在足部的穴位，肾为阴，运行于内；膀胱为阳，运行于外。所以肾经的穴位，与膀胱经上的穴位配合起来治疗疾病，效果远远高于单独使用一方的穴位。照海与申脉、太溪与昆仑，都是相辅相成的，俗称的"夫妻穴"。在治疗中，能够相互配合，"里应外合"，发挥各自的优势，来对付人体疾病。把有特长的穴位配合起来治疗疾病，效果远远高于单独使用一方的穴位。太溪穴和昆仑穴分别在内、外踝的后方，在内、外踝尖与跟腱连线上的凹陷处。昆仑穴并无安眠作用，在按摩时一般用捏法，用拇指与食指一内一外捏住两个穴位同时进行按摩，具有调节气血运行、疏通微循环、改善组织灌流的作用。通则不痛，因而能治疗坐骨神经痛、踝关节炎、神经性头痛等。两穴同时按摩可以取得一举两得的效果。

（十二）百会穴（督脉）

百会穴，首见于《针灸甲乙经》，归属于督脉，别名"三阳五会"。《采艾编》云："三阳五会，五之为言百也。"意为百脉于此交会。百脉之

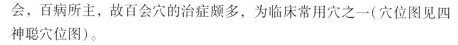

会，百病所主，故百会穴的治症颇多，为临床常用穴之一（穴位图见四神聪穴位图）。

1. 定　位

百会在头顶，前发际正中直上 5 寸。大家看看人体经络穴位图就知道，百会是手三阳经、足三阳经、足厥阴经、督脉的交会处，通常所说的"三阳五会"就是百会。百会有提阳气、醒神开窍的作用，故能够治疗气血不足、肝火旺盛、风邪侵袭引起的各种头昏、头痛，临床上常将它作为治疗头顶痛的首选穴。

2. 取穴方法

正坐位，在头顶部，当头顶正中线与两侧耳尖连线在头顶部的交叉点即是该穴。

3. 主　治

（1）头痛、眩晕、中风、失语、癫狂、痫症等神经系统疾病。

（2）失眠，神经衰弱，健忘。

（3）脱肛、阴挺、久泻等中气不足病症。

4. 百会穴治疗失眠及日常保健操作方法

（1）灸百会穴治疗失眠，单独灸百会就能起到良好的治疗效果。可以在晚上临睡前做一做。先将百会穴周围的头发分开，让头皮露出来，然后将艾条点燃，置于头皮上方 2～3cm 处温和灸，以头皮感觉到温热为度。如果感觉有点儿烫，可以将艾条移远一点儿。每天晚上灸 15 分钟左右，有利于入睡。这个方法对妇女产后失眠效果非常好，患产后失眠的人，使用这个方法，每天灸 1 次，一般连续灸 4～5 天就能治愈失眠。

（2）百会穴的日常保健有三种方法。

点揉法：以一手的中指或食指附于百会穴上，先由轻渐重地按 3～5 下，然后再向左、向右各旋转揉动 30～50 次。如果是体质虚弱或患有内脏下垂、脱肛等症的朋友，开始揉时动作要轻一些，然后逐渐加重，点揉的次数也可随之增加。按摩法：患者端坐在椅子上，用手掌按摩，每次按顺时针方向和逆时针方向各按摩 50 圈，每日 2～3 次，可以疏通经络，提升督脉的阳气。患有高血压的朋友每天坚持用此方法，可以使血压稳定并下降。对于低血压患者，刺激百会穴可以起到提升血压的作用。

叩击法：用右空心掌轻轻叩击百会穴，每次 10 下，可以解除烦恼，消除思想顾虑，使人心情舒畅。百会为诸阳之会，轻轻叩击可以起到活血通络的作用，当外感风寒出现头痛或休息不好、失眠引起头部胀痛时，可用此方法缓解。

(十三)四神聪穴(经外奇穴)

1. 定 位

四神聪，原名神聪，使人神志聪敏，又在百会穴前、后、左、右各 1 寸处，共有四穴，故又名四神聪。

2. 取穴方法

正坐位。在头顶正中线与两耳尖连线交点前后左右各 1 寸处取一穴即为四聪穴。

3. 主 治

四神聪穴是经外奇穴，是治疗各种神志疾病最常用的穴位。临床常用于治疗头痛、眩晕、失眠、记忆力减退、癫痫、精神病、脑血管病后遗症、大脑发育不全等疾病。

4. 四神聪穴保健法

(1)按摩手法：用食指指尖点按四神聪各 100～200 次，治疗头痛、失眠、健忘、眩晕。

(2)艾灸方法：用艾条回旋灸四神聪穴 10～15 分钟，每天 1 次，治疗神经性头痛、高血压等疾病。

(3)刺灸法：平刺 0.5～0.8 寸，局部有酸胀感即可。

四神聪治疗失眠可施以按摩或艾条灸治疗，效果均很满意。有条件也可用电针治疗，效果更佳。睡眠不好时试试自我推拿，取四神聪穴，按先上下，后左右的顺序，以双手中指同时按摩，各 100 次，能逐渐改善睡眠。

（十四）印堂穴（经外奇穴）

印堂穴归属于督脉，有清头明目、通鼻开窍、宁心安神的作用，能够治疗高血压、失眠、鼻炎、感冒、精神乏力等疾病。

1. 定 位

此腧穴位于人体额部，在两眉头的中间。

2. 取穴方法

两眉连线的中点即是印堂穴。

3. 主 治

（1）失眠多梦，神经衰弱，精力减退，倦怠感，焦躁，精神分裂症。

（2）高血压，头晕，头痛。

（3）鼻塞、鼻渊、鼻衄等鼻疾。

（4）眉棱骨痛，目痛。

4. 按摩印堂穴的手法

（1）按摩方法一：按摩时将中指放在印堂穴上，用较强的力点按10次。然后再顺时针揉动20～30圈，后逆时针揉动20～30圈即可。

（2）按摩方法二：右手的中指伸直，其他手指弯曲，将中指的指腹放在眉中心处，用指腹揉按穴位，用力适度，每天早晚各揉按一次，每次大约2～3分钟。也可采用右手拇指、食指捏起两眉间的皮肤稍向上拉的方法，每日早晚各提拉50～100次。经常按摩印堂穴可增强鼻黏膜上皮细胞的增生能力，并能刺激嗅觉细胞，使嗅觉灵敏；还能预防感冒和呼吸道疾病。

（3）刺灸法：向下平刺0.3～0.5寸；或三棱针点刺放血；艾条灸可灸5～10分钟。

（十五）太阳穴（经外奇穴）

太，有高、大、极之意；阳，阳明之阳。太阳穴位于头侧面颞部，耳廓前，前额两侧，外眼角延长线上。其左被认为是"太阳"，右为"太阴"。它是中国武术中最早发现的"死穴"之一，所以在祖国医学中，该穴位被称为"经外奇穴"之一。根据《少林拳》记载，太阳穴如被人点中，轻则昏迷，重则殒命；而经现代医学鉴定后，证实击中太阳穴可使人致死，或造成脑震荡使人意识丧失。

1. 定 位

正位或侧卧位。在颞部，当眉梢与目外眦向外延长线交叉点处。

2. 取穴方法

在眉梢与眼角之间向外1寸凹陷处。

3. 主 治

（1）失眠，神经衰弱，癫狂痫，癔症。

（2）头痛，眩晕，中风后遗症。

（3）目赤肿痛，视物不清。

（4）咽喉肿痛，鼻衄，鼻渊，耳鸣耳聋，牙齿疼痛等五官科疾病。

4. 太阳穴治疗失眠的方法

（1）按摩方法：太阳穴应旋转按揉。两手拇指固定在太阳穴上，其他四指张开，放在额部起支撑作用，两手拇指旋转按揉；或用双手中指指腹顺时针或逆时针按揉，每个方向按摩一次，每次按摩一分钟（每日可以做10次左右，按揉力度可逐渐加强）。按摩时首先调整好身体姿势，坐站皆可，但要身体端正，脊背挺直，挺胸收腹情绪稳定，精神集中。一般都采取坐姿。坐或站好后将手掌搓热，贴于太阳穴，稍稍用力，顺时针转按揉，再逆时针按揉相同的次数。也可以将手掌贴在头上，以拇指指腹分别按在两边的太阳穴上，稍用力使太阳穴微感疼痛，然后，顺、逆时针各旋转相同的次数。一般按摩的次数可多可少，可以自己按照大脑疲劳的程度调整。切忌过于用力按太阳穴，这样会导致头痛，但片刻后能够缓解。特别注意：打击太阳穴，可致死或造成脑震荡，使人意识丧失。

（2）艾条灸：用点燃的艾条在太阳穴上做旋回灸或雀啄灸，以局部有温热感或皮肤潮红为度。

（十六）安眠穴（经外奇穴）

安眠穴是治疗失眠的经验效穴，擅长治失眠之证，一看名字就知道它的功能。

1. 功　能

安眠穴是经外奇穴，能平肝息风、宁神定志，有效舒缓紧张的情绪，帮助入睡，对治疗安眠有着特殊的功效。

2. 定　位

在项部的两侧，在翳风穴与风池穴之间的中点。

3. 取穴方法

取穴的时候，先找到耳垂后下方凹陷处的翳风穴，再找到项部大筋外侧缘的风池穴，在两点之间画一条线，再移动拇指至两穴的中点就是安眠穴。另外，给失眠的朋友介绍一种简便的取穴方法：小指尖对着耳垂根部，四指并拢，中指所对应的部位就是安眠穴。按摩安眠穴，能安神定志，改善睡眠速度和质量。

4. 主　治

（1）失眠，头痛，眩晕，烦躁，心悸，高血压，耳鸣，耳聋。

（2）神经性头痛，精神分裂症，精神病，癔症等疾患。

5. 治疗方法

（1）按摩法：分别对两侧的安眠穴各按摩 3 ~ 5 分钟，每天 1 ~ 2 次，或每晚上床平躺后，对安眠穴进行自我按摩，采取顺时针方向，每分钟60 次左右，稍后就会有睡意，这时可摆好睡眠姿势，不知不觉就会进入梦乡。笔者开始有失眠时，常用这个方法催眠，每次都能入睡。

（2）艾灸：艾灸安眠穴效果更好，可用艾条温和灸，每个穴位灸10 ~ 20 分钟，睡前灸，这个方法对入睡困难的人效果尤其好。

（3）针灸：有条件者最好进行针灸，可直刺 0.3 ~ 0.5 寸，留针 30分钟，中间行针两次。

6. 安眠穴临床应用体会

在几年前，笔者经常失眠，十分痛苦。在一个偶然的机会，一位从事针灸的同行说用安眠穴可以治疗失眠，开始半信半疑，随后便开始实践。每天晚上用热水泡脚后上床，躺在床上，什么事情也不想，用双手拇指找到两项部的翳风穴，用食指找到风池穴，心中暗暗在两穴之间划一条直线，然后将拇指移至连线的中点，即安眠穴所在位置，然后进行自我按摩。顺时针按摩200~300下，再逆时针按摩200~300下，随着按摩时间的增加，就会不知不觉地进入梦乡，用时不超过10分钟。体会有以下几点：一是穴位一定要找准确；二是按摩速度不宜过快，以每分钟不超过60~70次为宜；三是心一定要静，千万不能胡思乱想；也可采取意守丹田的办法，绝对不可分散注意力，一定要静下来，这一点十分关键；等睡意浓后，摆好睡眠姿势，不要再乱动，越动心越烦，越烦越睡不着。

(十七)神庭穴(督脉)

神庭穴，神，天部之气也；庭，庭院也，聚散之所也。该穴名意指督脉的上行之气在此聚集。本穴物质为来自胃经的热散之气及膀胱经的外散水湿，在本穴为聚集之状，本穴如同督脉天部气血的会聚之地，故名。天庭穴名意与神庭穴同。

1. 功　能

神庭穴也被称之为智慧穴，主要管理的就是身体中的神经系统。经常按摩这个穴位可以令大脑更加聪明，同时此穴还具有提神静心的作用。另外，如果日常出现了头痛及心悸的问题，按摩神庭穴也能很好地促进身体恢复健康。

2. 取穴方法

该穴位于头部，取穴时正坐位或仰卧位，在头前部，前发际正中直上约半横指处(0.5寸)，按压有酸胀感。不易判断发际时，则额头用力向上形成皱纹，将最上方的皱纹与头皮的界限视为发际。

3. 主　治

(1)失眠，神经衰弱，记忆力减退，癫痫，精神分裂症，大脑发育不全。

(2)脑血管病后遗症，半身不遂。

(3)感冒流涕，高血压所致头痛、眩晕。

(4)急性鼻炎，鼻窦炎，各种眼疾或泪腺炎等疾病。

4. 神庭穴治疗失眠的方法

（1）按摩法：按揉这个穴位时，可以采用正坐或仰靠、仰卧姿势，找到神庭穴，以按揉手法为主，用拇指或中指以较强的力点按 10 次，然后再顺时针和逆时针各揉动 20 圈左右即可。按揉时间 2 ~ 3 分钟，进行到有酸胀感为宜，每天 1 ~ 2 次。

（2）刺灸法：横刺 0.3 ~ 0.5 寸；或点刺出血；沿皮刺 0.5 ~ 0.8 寸。

（3）艾灸法：艾条灸 10 ~ 15 分钟。

5. 神庭穴临床应用体会

神庭穴的作用很多，能够很好地治疗身体所出现的一些关于神经方面的毛病，同时还能够更好地提高智力及睡眠质量，对于生活、工作好处多多。老中医告诉我们，神庭穴主要的作用就是对癫痫、癫狂、心悸及头痛进行治疗，同时还能够令大脑越来越聪明，记忆力获得很好的提高。

如果是痛风患者，在发病的时候，感觉肢体非常痛苦，甚至还有可能在心情以及神志方面出现异常情况。这个时候一定要经常按摩神庭穴，它能够很好地调节经络。如果日常工作压力过大，那么脑袋就会感觉到昏昏沉沉，脑筋运转也会出现毛病。对于这类患者，建议每天按摩神庭穴大约 50 ~ 100 次，能够令精神迅速恢复。另外，上星穴（前发际正中直上 1 寸）的位置和神庭穴非常接近，并且两个穴位的功效也非常类似。所以，在平时按摩神庭穴的时候，可以顺便对上星穴也进行按摩，效果非常不错。按摩的时候，一定要注意力道，一般是食指还有中指同时发力来按摩，按摩的力度不能太轻，但是也不能太重。建议最好长期坚持按摩，这样效果更佳。

经常按摩神庭穴对于身体的好处是非常多的，日常身体出现头晕、呕吐及两眼昏花等毛病，按摩神庭穴收效不错。除此之外，如果患有重感冒、晕车、呕吐等问题也能按摩这个穴位，此穴具有很好的调理及保健作用；同时还能够更好地提高智力及睡眠质量。如果想要通过按摩神庭穴来保持身体健康，那么需要每天按摩这个穴位数次，每次控制在 100 次左右，这样才能够更好地提高精力，并且能够对神经系统进行调节，让大脑越来越聪明。

中医药研究院针灸研究所一名临床经验十分丰富的针灸医生，在他的书里写到"一针治失眠"，方法是用 2 寸毫针针刺神庭穴，大幅度提插，小幅度捻转，一般在下午治疗效果更好，屡用屡效。笔者用食指按摩神庭穴，配合内关、神门、百会治疗失眠的效果也很好。

(十八) 丰隆穴

丰隆穴属足阳明胃经，而足阳明经为多气多血之经，谷气丰盛之脉，同时本穴所处肌肉丰满而隆起，故名丰隆。传统中医认为，丰隆穴能"健脾胃，化痰浊"，常用于治疗咳嗽痰多、偏瘫、咽喉肿痛、癫痫等。现代研究发现，丰隆穴对改善脂质代谢也有作用，可用于降血脂的辅助治疗，与足三里共用效果更好。

1. 定 位

在小腿前外侧，当外踝尖上 8 寸，即位于犊鼻穴 (髌骨与髌韧带外侧凹陷中) 与外踝尖连线的中点，距胫骨前缘外二横指处。

2. 取穴方法

犊鼻穴下 8 寸，距胫骨前缘外侧二横指处。

3. 主 治

(1) 失眠，头痛，眩晕，中风，癫痫。

(2) 咳嗽，痰多，哮喘，梅核气。

(3) 呃逆，便秘，牙痛，三叉神经痛。

(4) 下肢痿痹，关节炎，腰扭伤。

4. 丰隆穴的保健方法

(1) 按摩法：丰隆穴的肌肉厚而硬，点揉时可用按摩棒，或用食指节重按。找穴要有耐心，可在经穴四周上、下、左、右点按试探最敏感的点。当有痰吐不出的时候，丰隆穴会变得比平时敏感许多。

(2) 灸法：艾炷灸 5 ~ 7 壮，艾条灸 10 ~ 20 分钟。

(3) 电针治疗：临床电针丰隆穴治疗高脂血症效果明显。方法是用 0.30mm × 40mm 毫针，直刺丰隆穴，进针 30mm，得气后接穴位神经刺激仪，疏密波，频率 2 ~ 100Hz，留针 30 分钟，每日 1 次。5 次一疗程，每周 5 次，治疗 4 周。可使患者血清胆固醇和低密度脂蛋白水平均降低。因此，电针丰隆穴可作为高血脂患者一种有效的治疗方法。

(十九)涌泉穴(肾经)

涌泉穴与生命息息相关，是足少阴肾经的要穴，并且也是长寿大穴之一。涌泉如山环水，维护着中气气场和人体的生命活动。我国现存最早的医学著作《黄帝内经》中记载："肾出于涌泉，涌泉者足心也。"意思是说肾经之气犹如源泉之水，来源于足下，涌出灌溉周身四肢各处。所以，涌泉穴在养生、防病、治病、保健等各个方面都显示出它的重要作用。

1. 定　位

涌泉穴在足底，位于足前部凹陷处，第二、三跖趾缝纹端与足跟连线的前1/3处，为全身腧穴的最下部，乃肾经的首穴。

2. 取穴方法

取穴时，可采用正坐或仰卧、翘足的姿势，涌泉穴位于足底前部凹陷处，第2、3跖趾缝纹端与足跟连线的前1/3处。

3. 主　治

(1)失眠多梦，神经衰弱，精力减退，倦怠乏力，焦躁，癫痫，精神分裂症，神经性头痛，三叉神经痛。

(2)高血压，耳聋，耳鸣，头晕，头痛。

(3)糖尿病，肾脏病。

(4)更年期综合征，妇科病。

(5)咽喉痛，失声，过敏性鼻炎，口干舌燥。

(6)下肢瘫痪，关节炎等。

(7)腰腿酸软，四肢无力。

(8)脘腹疼痛，食欲不振，消化不良等。

4. 涌泉穴的保健方法

利用涌泉穴进行养生、保健、防病治病的方法很多，归结起来大体可分为三类：一是用药物烘烤、熏洗；二是灸疗、膏贴；三是用各种按摩手法或其他物理性方法刺激涌泉穴，达到防治疾病的目的。

下面介绍几种临床常用的保健方法：

（1）用热盐水或中药浸泡双侧涌泉穴。热水的温度以自己能适应为度，加少许食盐，每日临睡觉前浸泡 15～30 分钟。同时用力搓揉涌泉穴，不少于 5 分钟，可以边泡边搓揉，或泡完再搓揉涌泉穴及整个足部。

（2）艾灸或隔药物灸，每次 10～15 分钟，每日 1 次，灸至涌泉穴皮肤潮红或有热感上行为度。

（3）用按摩手法推搓、拍打涌泉穴。在床上取坐位，双脚自然向上分开，或取盘腿坐位。然后用双拇指从足跟向足尖涌泉穴方向，前后反复地推搓；或用双手掌自然轻缓地拍打涌泉穴；也可用手掌的小指侧摩擦足底的涌泉穴，摩擦到脚掌心有明显热感为宜；还可以用自己双脚做相互交替的对搓动作，或用脚心蹬搓床头或其他器械。

推搓涌泉穴俗称"搓脚心"，它是我国流传已久的自我养生保健按摩疗法之一。俗话说："若要老人安，涌泉常温暖。"据临床观察，如果每日坚持推搓涌泉穴，可使老人精力旺盛、体质增强、防病能力增强。据统计，推搓涌泉穴疗法可以防治老年性哮喘、腰腿酸软无力、失眠多梦、神经衰弱、头晕、头痛、高血压、耳聋、耳鸣、大便秘结等五十余种疾病。

（4）穴位敷贴法治疗失眠。方法：吴茱萸 30g，生附子 6g，麝香 0.3g。共研细末，加少许面粉与醋调和，做成药饼，将药饼蒸得微热后，敷双侧涌泉穴，敷后可安睡 3 小时。若半夜脚心发热，则火气下行，可取掉药饼。每天 1 次，10 次为一疗程。

（二十）失眠穴（经外奇穴）

失眠穴，经外穴名。顾名思义，失眠穴是解决失眠症的特效穴位。

1. 定　位

位于足底跟部的中心处，从外踝高点作一垂线与足底中线相交，相交点即是该穴。

2. 取穴方法

盘腿坐，两脚掌相对，从外踝高点作一垂线与足底中线的相交点即是该穴位。

3. 主　治

（1）失眠，神经衰弱。失眠穴是解决失眠症的特效穴位。夜里无法熟睡的人，可躺在床上，在床单上慢慢摩擦刺激该穴。该穴具有镇定亢奋的神经、使人进入深度睡眠的功效；此外，也可以用拳头敲击此穴。

（2）足底痛。

4. 失眠穴治疗失眠的方法

（1）按摩法：一种方法是仰卧在床上，举起双脚，然后使劲地相互摩擦，或用足跟在床单上来回摩擦，产生睡意。该穴能够镇定亢奋的神经，使人进入深度睡眠。另外一种方法是用双手进行摩擦，这种方法效果会更好，只要摩擦20次以上，足部就会感到温暖，睡意也就来临了。此穴又被称为"百敲穴"，按摩时最简单直接的方法便是握紧拳头，对失眠穴敲击100～200次，就会不自觉地有睡意了。有失眠的朋友们不妨试试。这是因为足底皮肤特别厚，用手按摩时，力量不足以刺激到深层组织。

（2）针刺法：有条件的患者最好进行针刺治疗，可直刺0.3～0.5寸，留针30分钟，中间行针两次。

（3）艾灸法：失眠者还可以自己用艾炷或艾条进行艾灸，艾炷一般灸3～5壮即可；艾条灸5～15分钟，对失眠也有很好的疗效。

（二十一）太冲穴（肝经）

太冲穴是肝经的原穴，中医学认为肝是主怒的"将军之官"，也就是人们所说的肝火旺、爱发脾气。从中医角度来说，高血压与肝阳上亢、肝火旺有关，按摩太冲穴可有效降压。容易发怒、生气的人，多按摩太冲穴有助于缓解情绪、少发脾气，或不发脾气。此外，在感冒初期，按摩太冲穴可以减轻感冒引起的双目流泪或干涩等不适。它还有更好的功能，就是对神经衰弱、失眠也有十分好的疗效。

1. 定　位

足背，第一、二跖骨结合部之前凹陷中，或触及动脉搏动处，即是太冲穴。

2. 取穴方法

取正坐或仰卧位，足背侧第一、二足趾跖骨连接部位前的凹陷处。或用手指沿着足部拇趾、次趾之间的夹缝向上移压，能感觉到动脉应手的位置即是太冲穴。

3. 主　治

(1)神经系统疾病：神经衰弱，失眠多梦，头痛头晕。

(2)消化系统疾病：腹痛腹胀，呃逆，纳差，大便困难或溏泻。

(3)心血管系统疾病：高血压，心绞痛，胸胁腹痛。

(4)五官科疾病：目赤肿痛，咽痛喉痹，青盲流泪，耳鸣耳聋。

(5)泌尿、生殖系统疾病：月经不调，功能性子宫出血，子宫收缩不良，遗尿癃闭，淋病阴缩，泌尿系感染。

(6)外科疾病：疝气，乳痈，阑尾炎，颈淋巴结核。

(7)其他疾病：肝炎，血小板减少症，四肢关节疼痛，肋间神经痛，下肢痉挛，各种昏迷。

4. 太冲穴治疗失眠的方法

(1)针刺法：向上斜刺0.5～1.0寸，局部酸胀或麻，向足心放射。

(2)艾灸法：艾炷灸3～5壮；艾条灸10～20分钟。

(3)按摩法：用左手拇指指腹揉捻右侧太冲穴，有酸胀感为宜，1分钟后再换右手拇指指腹揉捻左太冲穴1分钟，交替进行，每次按压持续4～5分钟即可，按摩结束后适量饮水有助于加速代谢。如果按压太冲穴时感到异样的疼痛，就说明身体出现了问题。不管有没有疼痛感，经常按摩，可以起到疏通经络、疏肝理气等保健作用。按揉时力度控制在略微感到疼痛即可，切忌用力过大造成皮下瘀血。按摩太冲穴治疗感冒时，先用温水泡脚10～15分钟，用双手拇指由涌泉穴向足跟内踝下方推按5分钟后，再由下向上推按至太冲穴5分钟。太冲穴对咽喉肿痛等病症也有缓解的作用。

(二十二)睡眠穴

顾名思义，睡眠穴是解决失眠症的特效穴位。

1. **定 位**

合谷穴(手背一、二掌骨之间)和三间穴(第一掌骨外侧远端凹陷处)连线中点即睡眠穴的位置。

2. **取穴方法**

手背第一、二掌骨之间,合谷穴和三间穴连线的中点,即为睡眠穴。

3. **主 治**

笔者多年运用此穴治疗顽固性失眠,不论轻重,疗效显著。每日针1次,重刺激,留针1~2小时,以睡前针刺为宜。一般3~7次可愈。

4. **睡眠穴治疗失眠的方法**

(1)针刺法:用1寸毫针捻转垂直刺入,刺入深度为0.5~0.8寸,轻刺激,1~2小时出针。对肝火上扰等实证,用粗毫针行泻法,重刺激,留针1~2小时,以睡前针刺为宜;治头痛有奇效,对枕大神经痛、紧张性偏头痛疗效非常好,对颈椎病引起的头后部昏胀、疼痛也有效;治疗失眠及晕厥有奇效,笔者应用该穴治疗顽固性失眠,基本都能让患者当天得到有效睡眠。总之,该穴有安神镇痛、开窍醒神的显著效果,单穴治疗顽固性失眠疗效显著。不论病情轻重,每日针1次,一般3~7次可痊愈。

(2)按摩法:如用上法仍难以入静,不习惯于意念导气,可改用本法。姿势同前,两手心相合,五指交叉相握置于下丹田上,先用左手大拇指压迫按摩右手"睡眠穴",从1默数到120,再交换用右手大拇指压迫按摩左手"睡眠穴",默数1到120。如此往复2~3遍,便可入睡。

(3)艾灸法:用艾条灸10~15分钟,以局部有温热感,皮肤潮红为度。

三、治疗失眠的按摩方案

按摩治疗失眠和其他方法治失眠相比,还有一个显著的优势,不妨在这里简述一下。一般医生给一名患者看病的时间只有几分钟,但按摩治疗失眠一次最少半个小时。医生一边按摩,一边跟患者交谈,主要了解患者的工作、家庭情况、个人生活习惯、爱好等，从中找出失眠的根源，比如说工作不遂心、工作中有困难、家庭闹矛盾、生活作息不规律、遇到小事就发愁、长期抑郁等。医生一面按摩疏通经络，一面交谈疏通心理障碍，甚至还出主意、想办法解决思想问题，并帮助纠正一些不正确的生活习惯、生活方式。因此，按摩治失眠效果出奇地好。这就是常说的治病先治心，解除患者的思想包袱，清除产生失眠的根源，如此会对缓解失眠大有裨益，这可能比治疗措施具有更重大的意义！前文介绍了具有安眠作用的穴位，下面就这些穴位防治失眠的综合方案予以介绍，以方便失眠者在实际应用中进行参考。

(一)按摩涌泉穴、太阳穴入睡法

1. 涌泉穴

临睡前热水泡足 20 分钟后，用左手小鱼际肌部搓揉右足涌泉穴，再用右手小鱼际肌部搓揉左足涌泉穴。搓揉时，手小鱼际紧贴足心皮肤，来回搓揉左、右足各 100 次，以足心透热为佳。

2. 印堂穴

用中指指腹按揉印堂穴 100 次，以局部有轻松感、舒服感为佳。

3. 太阳穴

用中指指腹按揉太阳穴 100 次。

4. 按摩前额(前发际到两眉，整个前额部)

用手大鱼际肌在整个前额部搓揉，以局部有温热、轻快舒展感为佳。上述按摩每晚睡前进行一次。

(二)按摩神门穴、涌泉穴、揉耳入睡法

1. 神门穴

每日临睡前，用左手拇指指腹点揉右手的神门穴，再用右手拇指点揉左手的神门穴，以局部酸胀感为宜，各重复 50 次。

2. 涌泉穴

每日临睡前，用热水泡足 20～30 分钟。泡足时，两手搓揉涌泉穴及双足皮肤，完毕后，取仰卧位，微屈小腿，以两足心紧贴床面，做来回摩擦动作，每日 50 ~ 100 次。

3. 揉捻耳垂

每天早晚，双手拇指和食指分别捏住双侧耳垂，轻轻地捻揉，使之产生酸胀和疼痛的感觉，揉捻约 2 分钟。

4. 梳头法

用指叩法，双手指弯曲，除拇指外，其余四指垂直叩击头皮，方向为前发际、头顶、项后、颈部，以及左侧、中侧、右侧三行。每天 3 ~ 5 次，每次至少 5 分钟。也可用梳子，方法同上。

（三）按摩安眠穴、神门穴入睡法

1. 安眠穴

此穴能平肝息风，宁神定志，有效舒缓紧张情绪，帮助入睡。每晚睡前按摩时，先用拇指指腹按住翳风穴，食指指腹按住风池穴，再将拇指移至两穴的中点即安眠穴，按摩时用拇指指腹点揉 200 ~ 300 次（约 3 ~ 4 分钟），以感酸胀为宜；亦可顺时针、逆时针各按揉 200 次。

2. 神门穴

每日临睡前先用一手拇指指腹点揉另一手的神门穴，再换另一手的拇指指腹点揉对侧神门穴，以感酸胀为宜，各重复 50 ~ 100 次。

3. 三阴交穴

此穴乃足三阴经（肝、脾、肾）的交会穴，故能通调肝、脾、肾之经气，达到健脾、益肾、养肝的作用，使精血得以统摄于脾，受藏于肝，内养于肾，心气下交，肾水上济，则神志安宁。按摩时，双手的拇指指腹交叉点揉对侧的三阴交穴，各点揉 50 ~ 100 次，以有酸胀感为宜。

（四）按摩神门穴、四神聪穴入睡法

1. 按摩印堂穴

以一手拇指指腹放于印堂穴上，其余 4 指附于对侧目外，以拇指指腹自印堂向上直推至发际止，反复推 20~30 次。

2. 按摩神门穴

一手拇指尖点按对侧神门穴约 1 分钟，左、右手交替进行，以局部有酸胀感为佳。

3. 按揉太阳穴

双手食指指腹分别按于两侧太阳穴，顺时针方向按揉 2 分钟，以局部有酸胀感为佳。如需要较大范围或力量较重的按揉，可以用两手的鱼际部代替食指。

4. 点揉四神聪

取坐位，用双手的食指、中指同时点揉四神聪，每穴点揉 2 分钟，以局部有酸胀感为佳。

5. 按揉安眠穴

取坐位，先做 3 次深呼吸，然后保持呼吸均匀，用双手拇指按于安眠穴，顺时针方向按揉约 2 分钟。

(五) 敲打足底失眠穴入睡法

足跟有一个称为"失眠穴"的特效穴道，此穴即为"取回失去的睡眠"之意。所以，无法入眠时刺激它，非常有效。失眠穴在足跟的中央，此穴可以用拳头轻轻捶击刺激，故此穴又称为"百敲穴"。入睡前，只要敲击 100 次此穴，就可以安然入睡，故而得此名。

(六) 印堂穴、三阴交穴按压搓揉入睡法

印堂穴、三阴交穴按压搓揉入睡法是最常用的按摩入睡法。

1. 印堂穴

失眠者可以用拇指按压印堂穴数分钟，让自己安神静心。

2. 三阴交穴

左、右手分别按摩对侧三阴交穴，即左手按摩右侧穴位，右手按摩左侧穴位，各 3 分钟以上。

3. 足三里穴

左、右手拇指分别按压揉搓双下肢的足三里穴 3 分钟。

4. 涌泉穴

左、右手分别按摩双下肢涌泉穴各 100 次。

(七)四穴位自我按摩入睡法

四穴位自我按摩依自上而下的次序为内关穴、神门穴、三阴交穴、涌泉穴。

1. 内关穴

以拇指指腹按揉左、右内关穴各 120 次。

2. 神门穴

将拇指尖置于神门穴上进行揉按，左、右神门穴各 120 次。

3. 三阴交穴

左、右手交替按摩三阴交穴，左手按摩右侧三阴交，右手按摩左侧三阴交各 3 分钟以上。

4. 涌泉穴

泡完脚之后，以手掌对足心做摩擦动作，左右各 120 次。

(八)按摩安眠穴入睡法

晚上睡前用热水泡脚 20 分钟后，双手用力擦揉双脚，特别是涌泉穴，然后上床躺平，再按摩安眠穴。取穴时，先找到耳垂后下方凹陷处的翳风穴，再找到项部大筋外侧缘的风池穴，在两点之间画一条线，移动拇指至两穴的中点，即安眠穴。另外，给失眠的朋友介绍一种简便的取穴方法：小指尖对着耳垂根部，四指并拢，中指所对应的部位就是安眠穴。按摩安眠穴的方法是用大拇指顺时针方向旋转，速度约 60 次/分，不久后就会有睡意，此时停止按摩，根据自己的睡觉习惯，摆好姿势，静静地躺着，千万别乱动，别乱想任何事情，不一会便会进入梦乡。在这里"静"是第一位的，如果没有静，其目标是不会实现的。为了静，就要放下一切思想包袱，保持绝对地静，丝毫也不能动，一动就前功尽弃了。

(九)意守丹田数数入睡法

晚上睡前用热水泡脚 20 分钟，用双手搓揉双脚，特别是涌泉穴，然后上床平卧。把任意一个手指自然地放在肚脐(神阙穴),不要用力,然后把注意力集中在肚脐,随着呼吸的频率,一呼一吸计数1次,默数1、2、3、4、5、6……一般数到50多时,就会连续出现张口、打哈欠等动作,说明睡意来临。此时停止数数,根据自己平常的睡觉习惯,摆好姿势,静静地躺着,也可把手指继续放在肚脐,心里继续想着肚脐,继续数呼吸次数,不一会便会进入梦乡。

(十)心肾交通法入睡法

心肾相交法可以促进睡眠。具体操作手法很简单,用手掌的劳宫穴(手掌心,第二、三掌骨之间)按搓足部的涌泉穴。涌泉穴是足少阴肾经的一个主穴;劳宫穴是手厥阴心经上的一个主穴。两穴相对,一上一下,一阴一阳,两穴相碰,可相互弥补其不足,使过旺的心火得到肾水的相济,以水济火,使其阴阳平衡,全身得到放松,睡眠自然就会得到改善。当晚上坐在沙发上或床上看电视时,你可以先用热水泡泡脚,然后用自己右手的手心搓左脚的脚心,用左手的手心搓右脚心,每只脚最少按搓3分钟以上,直到有发热的感觉。搓完后,还可用手掌交替搓两脚足跟前方的睡眠反射区,这对促进睡眠非常有帮助,而且简单易行,又不费事,自己完全不用求医,可居家自做。有失眠的朋友不妨试一试。

在以上方案中,按摩安眠穴和意守丹田数数是笔者应用最多的两个方案,但后者较前者更简单且易于操作,因为找准安眠穴对不少人来说就是个难点,操作也相对复杂。意守丹田数数法是失眠者乐于接受的,并且能出现立竿见影效果。

失眠问题应当及早干预、及早治疗。很多失眠患者往往是在饱受不寐之苦后,才想起找医生,这样易错失治疗的最佳期。患者一旦在一个月之内连续出现3~4次失眠,就应及早干预,进行穴位自我按摩。

🌸 典型病案一

陈某某,男,51岁,公务员,居住于西安市纺织城。初诊时间:2011年3月21日。患者于2年前由于家庭婆媳矛盾,加之儿子精神不正常,不能上学,且经常胡闹,常为此伤透脑筋,心情十分烦躁,思虑过度，开始出现偶尔失眠现象，逐渐加重，近来有时出现整夜不眠的现象，白天头昏脑涨，无精打采。到医院就诊，诊断为"神经衰弱症"，给予安定片口服。开始每晚1片就能睡着，过了一段时间后效果减弱，加大剂量到3片甚至4片也不管用，只好求治于中医，服用中药20余剂，失眠依旧。在朋友的介绍下前来求治，笔者审查了原服的中药处方，所用中药都是镇静安神之类中药，且用量也不小，如酸枣仁用35g，柏子仁20g，龙骨、牡蛎都在30g以上，这么大的量都没有多大效果，可见中药对该患者作用甚微，是否可换另一种方法治疗？在无计可施的情况下，想到了是否可以选择用按摩的方法来治疗，于是计划先试着治疗1个月，以观疗效如何，并把自己设计的治疗方案告诉患者，并教会具体操作方法，让其居家自做。

具体施治方法：

· 要求患者放下思想包袱，妥善处理处各类矛盾，化解矛盾，以使其心情舒畅，不影响睡眠。

· 锻炼身体，要求每天晚饭后外出散步1~2小时，以快步行走，使身上、额部微微出汗为宜。

· 晚上用热水泡脚20~30分钟，在泡脚时，不停地用手揉搓足部，特别是涌泉穴。

· 洗完脚后，擦干脚，两手交叉搓揉涌泉穴，次数不少于200次，先左后右，先用右手心搓揉左侧涌泉穴，然后再用左侧手心搓揉右侧涌泉穴；完毕后再用手掌用力搓揉足跟部的失眠穴100次。

· 最后用双手抱着脚进行全脚揉搓10分钟，使足部有发热感，然后上床睡觉。使全身感到热乎乎的，头部、身上微微有汗是最好的效果。经过上述方法处理3天后，患者睡眠时间逐渐增加，最后由晚上10点可以睡到天明，精神也逐渐好转，吃饭也香了，干活也有劲了。到目前已过去了5年多，睡眠一直很好。

【按】此例失眠者的原因主要是家庭矛盾，这是常有的现象，过度思虑也是常见的病因。在正确处理后，建议患者每天晚饭后外出散步，以调节情绪，这对睡眠有很大的好处。另外，晚上用热水泡脚，用手揉搓足部，特别是搓揉涌泉穴、足跟部的失眠穴，最后用双手抱着脚进行全脚揉搓，通过外力的刺激，充分调动了患者自身的抗病积极性，使其处于安静不烦躁的状态，故能入睡快，睡得深，使失眠得到纠正。

典型病案二

林某某，男，55岁，公务员。居住于西安市北郊凤城二路。初诊时间：1998年5月21日。患者于10余年前在单位担任领导职务，由于人多事杂，好多事处理特别棘手，常常为此伤脑筋，久而久之便出现失眠，并逐渐加重，甚至一夜只能睡2～3个小时，白天头昏脑涨，整天无精打采。经常去医院就诊，曾诊断为"神经衰弱症"，给予安定片，开始每晚睡前服1片就可入睡，但是日久疗效就会逐渐减弱，以致安定片增加到4片才能入睡，后又改服过硝苯安定片、阿普唑仑片、柏子养心丸、天王补心丹等等，都没有解决根本问题，故来咨询。听了他的介绍后，笔者给出了如下方法：让患者改变生活方式，不吸烟喝酒，睡前不饮茶，按时起居，每天清晨太阳出来后出去步行1小时，后做保健操，10时开始进行自我按摩，内关穴、神门穴、三阴交穴、涌泉穴四个穴位。具体方法如下：以拇指指腹按揉左、右侧内关穴各120次；将拇指尖置于神门穴上进行揉按，左右侧各120次；按揉三阴交穴，左、右手交替，左手按摩右腿三阴交，右手按摩左腿三阴交各3分钟以上；用大鱼际搓揉涌泉穴，每侧3分钟。午饭后休息1小时，晚饭后散步半小时，睡觉前进行泡脚，泡完脚后搓揉涌泉穴200下，在晚上10点准时上床睡觉。这样坚持有规律的生活，一周后睡眠就开始好转，每夜能睡4～5个小时，半个月后大部分时间能睡到天亮。

【按】本病例要求患者规律生活，恢复生物钟的节律性，这一点特别重要。除了要求患者规律生活外，还要用按摩法治疗失眠，使用频率最高的穴位是内关穴、神门穴、三阴交穴。这三个穴位具有很好地缓解失眠的作用，如配合泡脚按摩涌泉穴，能更好地加强安神定志的功能，加快人体生物钟节律的恢复，睡眠的基础——人体生物钟的节律——恢复了，睡觉的条件具备了，就可以水到渠成，到时间自然就睡着了。

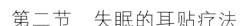

第二节　失眠的耳贴疗法

根据生物全息理论，全身脏器可缩放在耳前外侧面，就像一个在子宫内倒置的胎儿，头部朝下，臀部及下肢朝上，胸部及躯干在中间。耳垂相当于头面部；对耳屏相当于头和脑部；轮屏切迹相当于脑干；耳屏相当于咽喉、内鼻、肾上腺；对耳轮相当于躯干；对耳轮下脚相当于臀部；对耳轮上脚相当于下肢；耳舟相当于上肢；三角窝相当于盆腔、内生殖器；耳轮脚相当于膈肌；耳轮脚周围相当于消化道；耳甲艇相当于腹腔；耳甲腔相当于胸腔；屏间切迹相当于内分泌腺系统。通过观耳诊病的方法，即触摸耳朵、按压耳朵，发现耳穴的变形、变色、丘疹、血管异常等问题，从而辨识身体的异常和疾病。通过耳穴按摩、压丸等方法予以施治，使患者生理功能逐渐恢复，各种疾病逐渐好转，睡眠逐渐改善，以至正常。

一、耳穴治疗失眠的主辅穴位

主穴：神门、心、脑点。

辅助穴位：内分泌、交感、脾、胃、肝、肾、膀胱、肾上腺、皮质下、胆胰、枕、口等及反射区。

二、耳穴穴位介绍

下面就有关穴位在耳廓的具体部位及寻找方法、功能主治逐一进行介绍。

（一）三角窝部

穴位名：神门穴。定位：神门穴是《耳穴国标》之一，位于三角窝内，对耳轮上、下脚分叉处稍上方，即三角窝4区。

功能主治：能宁心安神、解痉止痛、消炎止痒、镇咳平喘、抗过敏、降血压、止泻、止带、止晕，常用于神经系统、心血管系统、呼吸系统、消化系统多种疾病的治疗。

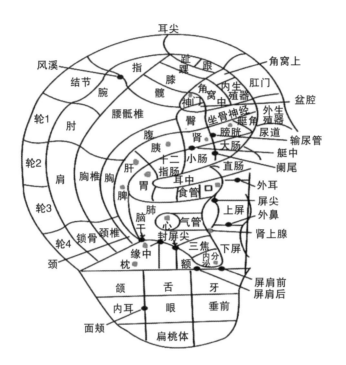

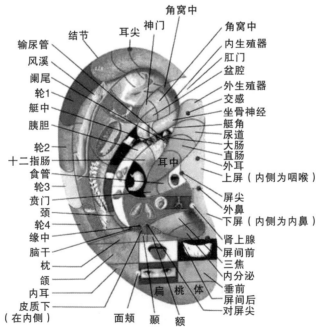

耳穴分布图

（二）对耳轮下脚部

穴位名：交感。

定位：在对耳轮下脚的末端。

功能主治：此穴有近似自主神经的功能，有调节自主神经系统功能的作用，对血管有舒张和调节作用。常用于治疗消化性溃疡、胆囊炎、胆石症、无脉症、脉管炎、冠心病、心律失常、盗汗、自汗，对眼科疾病也有疗效。

（三）耳轮部

穴位名：肾上腺。

定位：在耳屏下部隆起的尖端。

功能主治：该穴有调节肾上腺及肾上腺皮质激素的功能，能够抗炎、消肿、抗过敏、抗风湿、抗休克、调节血管、兴奋呼吸中枢，常用于治疗低血压、晕厥、咳嗽等疾病。

（四）对耳屏部

（1）穴位一名：脑点（缘中）。

定位：在屏尖与轮屏切迹之间。

功能主治：能调节脑干、脑垂体功能，具有益脑安神之效。主治智力发育不全、脑外伤后遗症、脑出血后遗症、遗尿症、内耳眩晕症、崩漏、健忘、失眠、神经衰弱、癔症等。

（2）穴位二名：皮质下。

定位：在对耳轮内侧面。

功能主治：具有调节大脑皮层兴奋与抑制的作用，还有抗炎消肿、抗休克、止痛的作用。常用于治疗大脑皮层兴奋与抑制失调引起的各种症候群，如健忘、失眠、神经衰弱、癔症。

（3）穴位三名：枕。

定位：在对耳轮外侧面后上方。

功能主治：此穴具有镇静、镇痉、抗炎、止痛、镇咳、止喘的功能。常用于治疗抽搐、角弓反张、牙关紧闭、颈项强直、落枕、头痛、健忘、失眠、神经衰弱、咳嗽、哮喘等疾病。

(五)屏间切迹部

穴位名：内分泌。

定位：在屏间切迹底部。

功能主治：本穴具有调节内分泌的作用。可治疗因内分泌紊乱而导致的疾病，如月经不调、甲状腺功能亢进或减退、脑炎、血液病、皮肤病等。

(六)耳甲艇部

(1)穴位一名：膀胱。

定位：在对耳轮下脚的下方。

功能主治：可治疗泌尿系统疾患，如膀胱炎、尿道炎、尿潴留、遗尿、肾盂肾炎、尿失禁等，此外，对头痛、腰痛、坐骨神经痛、失眠多梦、神经衰弱等疾病也有一定的疗效。

(2)穴位二名：肾。

定位：对耳轮上、下脚分叉处的下缘，小肠穴直上方。

功能主治：此穴有壮阳、益精、强腰脊、补脑髓、利水道、聪耳明目等功能。适用于治疗各种慢性虚弱性疾病，如性功能减退、泌尿系炎症、遗精、带下、月经不调、耳鸣、听力减退、眼疾、失眠多梦、神经衰弱、头痛等。

(3)穴位三名：胆胰。

定位：在肝、肾两穴之间。

功能主治：可治疗胆囊炎、胰腺炎、胆石症、糖尿病、胆道蛔虫症、黄疸性肝炎、耳鸣、耳聋、多梦、失眠、偏头痛、颈项强直、胁肋胀满疼痛等疾病。

(4)穴位四名：肝。

定位：在胃和十二指肠的后方。

功能主治：常用于治疗急性肝炎、胆囊炎、黄疸、眩晕、抽搐、高血压、肌无力、偏瘫、出血性疾病、缺铁性贫血、痛经、肠胀气、风湿病、脉管炎、胃肠病及眼科病等。因肝主疏泄，肝的疏泄功能正常，气机调畅，方能保持精神乐观，心情舒畅，气血和平，五脏协调；此功能

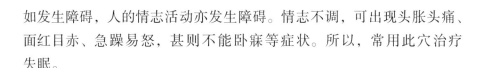

如发生障碍，人的情志活动亦发生障碍。情志不调，可出现头胀头痛、面红目赤、急躁易怒，甚则不能卧寐等症状。所以，常用此穴治疗失眠。

(七)耳甲腔部

(1)穴位一名：心。

定位：在耳甲腔中心最凹陷处，常呈现反光区的亮点。

功能主治：该穴有宁心安神、调和营血、消泻心火、止痛的功能。常用于治疗冠心病、心悸、气短、无脉症、多汗、盗汗，以及神经系统的失眠、多梦、神经衰弱、癫、狂等疾病。

(2)穴位二名：脾。

定位：在胃穴的外下方，紧靠对耳轮。

功能主治：此穴有化五谷、生营血、营养肌肉、健脾补气的功效。可治疗消化性溃疡、胃肠炎、腹泻、出血性病症、贫血、肌无力、肌萎缩等疾病。

(八)耳轮脚周围部

(1)穴位一名：胃。

定位：在耳轮脚消失处。

功能主治：诊断和治疗胃部疾患。常用于治疗胃痛、食欲不振、消化不良、恶心呕吐，以及头痛、癫痫、癔症、精神分裂症、失眠等疾病。

(2)穴位二名：口。

定位：在外耳道口的外上方处。

功能主治：诊断和治疗口腔疾患，如舌炎、牙周病、口腔溃疡等，此外，本穴还有一定的镇静作用，因此可用于催眠。

三、耳穴治疗失眠的方法

耳穴治疗失眠包括按摩法、棒压法和压丸法三种方法。

(一)按摩法

按摩法其实就是用手适度刺激耳部不同的部位或反射区，有效地调整人体的气血循环，防治全身疾病，治疗失眠的方法。除整体按摩双耳外，还应重点按摩神门穴，每次 2~3 分钟，每日数次。

（二）棒压法

棒压法是用火柴头或棉签压在神门穴上，给予适度的压力，以能承受、不感到疼痛为原则，每次 2~3 分钟，每次按压一侧神门穴。

注：压穴位所用的棒的一端，一定要钝而平圆，不能有尖或不平，以免造成穴位表面皮肤损伤。

（三）压丸法

1. 配 穴

心脾两虚者配脾、心；肝火上扰者配肝、胆；胃腑不和者配胃、脾；阴虚火旺者配心、肾；胃气不和者配胃、脾；胆气虚者配胆。

2. 操作方法

（1）用探针或火柴头、棉签等在所选穴区点按，探寻耳穴敏感点，探到敏感点即有痛感。

（2）常规耳部消毒，取 6mm×6mm 或 8mm×8mm 大的方块胶布，将王不留行籽或六神丸或磁珠丸 1 粒压在胶布中央，贴在耳穴神门、心、脑点上，压实固定好，再辨证配 1~2 个穴位，每次贴压一侧耳部。

（3）每天按捏贴丸 2~3 次，每次 3~5 分钟，睡前加强按捏，隔 1~2 天换贴 1 次，10 次为 1 个疗程。最少治疗 1 个疗程，以观病情变化。

（四）王不留行籽压穴法一

1. 辨证取穴

失眠可选王不留行籽压神门、心、脑点、小肠、交感。

2. 配 穴

中风偏瘫伴有肢体、语言障碍，多与肝、肾有关，故加肝、肾及肢体反射区。

3. 操作方法

（1）用探针或火柴头、棉签等在所选穴区点按，探寻耳穴敏感点

（以灼痛、刺痛为准）。

（2）常规耳部消毒，用胶布粘王不留行籽加压贴在敏感点上。

（3）嘱患者每日早上、中午、晚上睡前自行按压 10～20 分钟，以局部感觉热痛，浑身微汗为佳。

（五）王不留行籽压穴法二

1. 辨证取穴

失眠可选王不留行籽压神门、皮质下、心、脑点。

2. 配　穴

肝气郁结者配肝、内分泌；心脾两虚者配脾；脾胃不和者配脾、胃；心肾不交者配肾。

3. 操作方法

（1）主穴必用，配穴辨证选取，两耳穴位交替使用。先探查所选耳穴敏感点，后贴压。

（2）常规耳部消毒，用王不留行籽准确贴在敏感点上。

（3）每日按压 3～5 次（晚睡前必压），每次 2～3 分钟，压力以患者能耐受为度，每 3 天换 1 次，15 天为 1 个疗程。

（六）耳穴压丸治疗失眠 50 例临床观察

1. 一般资料

50 例患者临床辨证分型，属实证者 21 例，属虚证者 29 例，其中肝郁化火型 15 例，痰热内扰型 6 例，阴虚火旺型 8 例，心脾两虚型 11 例，心虚胆怯型 10 例。

2. 耳穴主穴

神门、脑点、内分泌、皮质下。配穴：肝郁化火型配肝、胆、大肠穴；痰热内扰型配心、胃穴；阴虚火旺型配肾、膀胱穴。

3. 操作方法

采用压痛法，找压痛点，用胶布贴压王不留行籽，每天压 3～5 次，3 天换 1 次，5 次为 1 个疗程。

4. 结　果

痊愈 37 例(治疗 2 次即能正常入睡 7 小时以上);有效 11 例(治疗 3 次即能正常入睡,其他症状消失);无效 2 例(治疗前后症状无变化)。

第三节　失眠的梅花针疗法

一、什么是梅花针疗法?

梅花针疗法为皮肤针疗法之一,因其使用梅花针进行刺激而得名,即用梅花针刺激人体穴位或经络治疗疾病的方法。临床操作时,选定适宜针具和刺激部位予以消毒后,手持针柄以腕力进行弹扣,先轻后重,着力均匀,由上而下,自内向外,至皮肤潮红充血或有微量出血为止。每日或间日一次,7~15 次为一疗程。常用于多种常见病的临床治疗。

二、梅花针疗法的适应证与禁忌证

(一)适应证

梅花针疗法的适应证范围很广,常用于头痛、感冒、高血压、失眠、痿证、皮肤病、各类痛症、痛经、月经不调、面瘫、近视、慢性肠胃病、便秘、改善脑供血不足、缓解疲劳等各科疾病的治疗及保健。其中脊柱两侧部位的叩刺,治病范围最广,既可治疗局部病变,又可治疗全身病变。

(二)禁忌证

局部皮肤有破溃、瘢痕及有出血倾向者慎用。

三、梅花针治疗的方法与步骤

(一)患者的体位及方法

取坐位,暴露针刺部位,用 75% 酒精消毒,术者以右手拇、中、无名指握针柄，食指伸直压在针柄上，运用腕的弹力叩刺，针接触皮肤后立即弹起。

(二) 叩刺顺序

一般先叩刺脊柱两侧，从颈椎至骶尾椎，每侧叩刺 2 ~ 3 行，行间距 1 ~ 1.5cm，每行叩刺 2 ~ 3 遍，然后根据病情需要，叩刺病灶局部或有关穴位、经络。叩针方向一般由上至下、由内向外进行。

(三) 疗　程

每日或隔日 1 次，一般 10 ~ 16 次为 1 个疗程。

四、梅花针疗法的注意事项

▶ 治疗前检查针具，凡针面不平整、针尖有毛钩、锈钝者均不可用。

▶ 叩刺时针尖要垂直、避免斜、钩、挑等，以减少患者疼痛。初次治疗患者宜予轻叩刺。

▶ 针后如皮肤有过敏样丘疹，应向患者解释清楚，消退后可继续治疗。

▶ 重刺有出血者，先用干棉球将渗血擦净，随后再用酒精棉球擦一遍，以防止感染。

五、梅花针疗法的选穴

第一组：失眠、梦多、烦闷、易怒、乏困者，取后颈、骶部、风池、内关、神门、三阴交、乳突区、阳性物处。

第二组：嗜睡、精神不振、乏力者，取胸部、腰部、大椎、中脘、关元、足三里、骶部、阳性物处。

第三组：上述症状基本好转后，进行巩固调理者，可取脊柱两侧穴位，重点取第七胸椎到腰部、骶部、大椎、中脘、风池、内关。

随证加减：

· 头痛加刺太阳穴。

· 视力模糊、眼发胀者加刺眼区、正光、颈部、风池穴。

- 胃部不适、纳谷差者加刺上腹部、足三里、胸椎 5 ~ 12 两侧。
- 性功能减退者加刺腰骶部、腹股沟、小腿内侧、带脉区。

六、梅花针治疗手法及操作

梅花针叩打手法分轻、中、重三种。面部、老弱、妇儿、虚证用轻刺激；痛点、慢性皮肤病局部病灶、实证用重刺激；一般情况用中等刺激。以表皮微出血，如菜籽粒大小为宜。每穴叩打 20 ~ 50 次，每日或隔日 1 次，7 次为 1 个疗程；后隔日 1 次，15 次为 1 个疗程。后休息 2 周，视病情需要继续治疗。

七、梅花针治疗失眠的方案

1. 失眠梅花针疗法一

叩刺部位：神门、安眠、足三里、三阴交、内关。

操作规程：用梅花针叩刺神门穴、安眠穴、足三里穴、三阴交穴、中脘穴、内关穴各 20 ~ 30 次。采用轻度或中度刺激。

操作间隔：每 2 ~ 3 日叩刺 1 次，10 次为 1 个疗程。

2. 失眠梅花针疗法二

叩刺部位：第 1 ~ 7 胸椎两侧。

操作规程：沿第 1 ~ 7 胸椎两侧自上而下往返进行轻度叩刺，至皮肤潮红为度。

操作间隔：每日叩刺 1 次，10 次为 1 个疗程。

3. 失眠梅花针疗法三

叩刺部位：头部前额区、头顶部、枕部、颞区、第 5 ~ 12 胸椎两侧、项部、腰骶部、小腿内侧。

操作规程：采用轻度刺激叩刺以上穴位，头部呈网状叩刺若干行。

操作间隔：每日叩刺 1 次，10 次为 1 个疗程。

八、梅花针治疗失眠的疗效

有研究显示，采用梅花针疗法治疗 377 例失眠患者，疗效显著。

【治疗结果】

治愈：33 例，占 8.8%（一切症状消失者）。

显效：73 例，占 19.4%（主症和多种症状显著减轻者）。

有效：198 例，占 52.5%（症状减轻者）。

无效：73 例，占 19.4%（症状无改善者）。

总有效率：80.6%。

第四节　失眠的足浴疗法

　　足浴疗法又称泡脚疗法，在我国最早的文献记载是晋代的《肘后备急方》，至今已有千余年历史。泡脚是养生的关键方法之一，能够清除人体血液垃圾和病变沉渣，起到对人体的清洁作用，还能抵抗各种疾病。泡脚对很多疾病的治疗，都有很好的辅助作用。人们常说一句话："富人吃补药，穷人泡泡脚。"可见泡脚的作用之大。中医认为，脚与人体的五脏六腑、四肢百骸都有极其密切的关联。光在足底就有 136 个穴位反射区，分别对应人体的五脏六腑各个器官。脚是人体健康的总根，因此有"人之有脚，犹似树之有根，树枯根先竭，人老脚先衰"的说法。很多人都在寻找治病养生的方法，殊不知泡脚就是养生的无上妙法。脚才是人的精气总集结点，是人体健康的总根。既然说到脚是人体健康的总根，就应该特别予以保护，最重要的方法莫过于泡脚和按摩。这里先来说说泡脚，热水泡脚就是足浴，属于中医足疗法范畴，也是一种常用的中医外治法。每天用热水泡泡脚，可以给劳累一天的各个器官送去最实在的关怀，既能解乏，又能助睡眠，提高身体免疫力。同时，在水中加点中药，还可以起到防病治病的作用。热水泡脚可以改善局部血液循环，驱除寒冷，促进代谢，最终达到养生保健的目的。用针对性的中药泡脚，对全身各系统的疾病也有一定的辅助治疗作用。

　　泡脚疗法是失眠患者不可缺少的非药物疗法之一。为什么泡脚能促进睡眠呢？现代观点认为脚是人的"第二心脏"，故认为保护脚就是保护好心脏。因为脚是离心脏最远的部分，难以得到充足的血液和氧气的供给。晚上睡前用热水泡一泡脚，借助药物使热力直接透达足底，浸润、温煦足底反射区和穴位，对促进身体血液循环、加速新陈代谢有诸多好处。泡脚时，按摩涌泉穴和足趾，并且搓揉整个足部的反射区和穴位，可起到促进气血运行、舒筋活络的作用。例如搓按足背的太冲穴有降压作用。足浴疗法的防病治病范围十分广，如风湿病、脾胃病、失眠、头痛、感冒等全身性疾病，截瘫、脑外伤、脑卒中、腰椎间盘突出症、肾病、糖尿病等大病，以及重病后的康复治疗都包括在内，对老年人来说，泡脚还有祛病健身的作用。由于该疗法简单易行，疗效显著，现在已被人们所认可，已成为防治疾病的不可缺少的保健方法。

一、泡足疗法的原理

泡脚是养生的关键方法之一，能够清除人体血液垃圾和病变沉渣，起到对人体的清洁作用，还能抵抗各种疾病。泡脚对很多疾病的治疗，都有很好的辅助作用。在中医看来，热水泡脚如同用艾条灸这些穴位一样，有推动血运、温煦脏腑、健身防病的功效。现代医学测定，足部温度保持在28℃~33℃时人感到最舒服。老年人动脉硬化，供给足部的血量减少，所以比年轻人怕冷。如果脚底受寒发凉，会使机体抵抗力下降，罹患疾病。因此，经常保持双足温暖，每天晚上用热水泡脚，可使全身血脉流通，有利于身心健康。因而古人言："三天吃只羊，不如泡脚再上床。"这充分说明泡脚的重要性。泡脚养生的科学依据来自以下四大原理。

(一)全息原理

生物全息理论指出：在人体的双足都客观存在着与人体各脏腑器官相对应的区域，即反射区。通过刺激这些反射区就能调节人体各脏腑器官的生理功能，从而达到治疗疾病和自我保健的目的。双足有62个基本反射区，像人体的一个缩影，它时时刻刻关注着人体各部的健康情况。用中草药足浴来刺激反射区，能促进药物的吸收，加快药物的输布，在反射区刺激感应和药物的双重作用下，促使全身血液通畅、调节各组织器官的功能，改善脏腑器官的病理变化，提高机体的免疫力。

（二）经络原理

早在几千年前的《黄帝内经》中就有记载："阴脉集于足下，而聚于足心。所谓经脉之行，三阴经皆起于足。"即足部是三条阴经的起点，三条阳经的终点，足部六条经脉的井、荥、输、原等穴位均位于足部。在这些经脉上，双足部共有 66 个穴位，这些穴位对各种刺激都非常敏感，而穴位又与全身各脏腑器官密切相连，通过中草药足浴可起到促进气血运行、温煦脏腑的作用，从而达到内病外治、上病下治的效果。

同时由于脚掌上有无数神经末梢与大脑紧密相连，热水泡脚对足部末梢神经的温热刺激作用，可对大脑皮质产生抑制作用，使人感到脑部舒适轻松，从而加快入眠，使睡眠加深。

（三）循环原理

人们都知道，由于下肢离心脏最远，血液循环不是很好，而内脏器官的血液循环多是细小的血管，因此血液的回流就更不好。采用中草药足浴，一方面由于温热效应、药物作用，可以加快血液循环，使下肢及内脏中的血液也加入体循环中，使人体中毒素及废物通过新陈代谢的作用排出体外；另一方面，足部的毛细血管及末梢神经都非常丰富，通过刺激这些穴位能够扩张足部血管，加快血液循环，增强神经敏感程度，促使药物离子进入，使药性能快速地通过经络传导有效地输布全身，再结合足部反射区的刺激效应，共同调节脏腑功能，从而起到治疗和保健的作用。

用热水泡脚时，会发现足部表皮变红，这说明了血管扩张，这是因为热水泡脚时加速了足部血流循环，使更多的血液流向下肢的末梢血管，并使大脑血流量相对减少，使人产生困倦感而易入睡。

（四）物理作用

在中草药浴足的过程中，通过热能作用、水压作用、药物离子运动、物理因子共同作用，刺激足部，以激发机体自身调节功能，促进机体产生抵抗力，增强机体的免疫功能，抑制或减少生物活性物质的释放，从而达到调节脏腑代谢功能和防病治病的功效。同时在生物负离子能量作用下，使脑垂体的神经细胞、脑腺体和淋巴细胞最大限度地被激活，进而提高自身抗体对病菌、病毒的鉴别和杀灭能力，促进体内毒素随汗腺、泌尿系统等排泄器官排出体外。

二、泡足与按摩同施的益处

根据人体全息理论，全身的各个器官都能在足部找到相应的反射区。因此，刺激足部相应的反射区，可以起到诊断和治疗全身疾病的目的。一旦足部发生疾病，就会影响全身的健康；同理，如果身体某一部位出现病变，必然会在双脚相应的反射区反映出来。所以，在泡脚时，根据泡脚者所患的病症，按摩足部相应的反射区，使病变得到双重治疗作用。因此说，两者同施，如同 1 + 1 = 2，其效果远远大于单一泡脚或单一按摩的效果。因为两者同施，同时发挥着泡脚与按摩的双重疗效，效果会更好。在泡脚的同时，通过按摩足部相应的反射区，使相应的病变也得到了治疗。其原理是通过以下四方面机理实现的。

(一) 改善血液循环

双足处于人体的最低部位，离心脏最远，很容易出现末梢循环障碍，血液供应不足，静脉回流不畅，一些新陈代谢的废物可能在足部沉积下来，产生毒素，侵犯各个关节和脏器，引起关节炎和一些脏器的疾病。通过对足部的按摩刺激，使血液循环通畅，可将积存在足部的代谢产物输送到肾脏处理后排出体外。

(二) 调节脏腑功能

对足部相应的反射区施加按摩刺激，通过神经反射作用，能调整脏腑器官的功能，使脏腑器官的功能转为正常。对足部各腺体反应区施加的按摩刺激，能使各内分泌腺体的功能转为正常。由于各内分泌腺体所分泌的激素，通过血液循环能到达人体各个部位，因此可对全身产生广泛而持久的影响。

(三) 增强机体免疫力

研究证实，中枢神经系统对免疫具有调节作用。按摩足部可以引起一系列神经生理反射，活跃网状内皮系统，提高细胞免疫和体液免疫功能，同时还可调节内分泌腺激素的分泌。尤其是对脾脏和各个淋巴结反射区的按摩刺激，可增加血液中白细胞总数，并提高吞噬细胞的活性，激活 T 淋巴细胞及 B 淋巴细胞的免疫功能，对免疫功能低下或变态反应性疾病均有很好的疗效。

（四）消除疲劳病痛

足部按摩还可以缓解疲劳及消除病痛，改善睡眠和食欲，保持大小便通畅，改善各种亚健康状况，使人精神焕发。在人体内存在多种能够攻击、氧化细胞膜，从而造成细胞功能损害的物质，其中最主要的叫氧自由基，它与人体的疾病、衰老和死亡均有直接关系。人体中的氧自由基和羟自由基极不稳定，活性极高，对组织细胞具有很强的损害作用。它们的代谢产物会引起人体血管活性物质失调，从而使人体的细胞供氧不足、新陈代谢减慢、组织器官受损等。足部按摩可以激活人体红细胞膜超氧化物歧化酶（SOD），从而清除血液中氧自由基，以减少血浆过氧化脂质的形成，减少对细胞的损伤，同时具有保健和抗衰老作用。在足部按摩的同时进行泡脚，会提高机体免疫力，改善身体素质，使睡眠更香甜，食欲更好，精力更充沛。足部的涌泉穴，是人体的重要保健穴位之一，一般在泡脚时，用大拇指或用双手对涌泉穴进行搓揉，使局部及整个脚发热，可起到消除水肿、促进睡眠的保健作用。

三、泡足、按摩、药浴三者同施的保健优势

泡足、按摩、药浴三者同步施行是一个综合保健、防病治病方法，就像进了一个大饭店，炒菜、面条、米饭都可以吃到，而不是在一个小饭馆里，只能吃到单一的面条、米饭或炒菜。泡足、按摩、药浴三者同步施行，这三种方法的疗效集中到一起，如同 1 + 1 + 1 = 3 一样，结果远远大于 1，这种力量使"火力"更集中，保健作用更明显，这正体现了军事上的"集中兵力，打歼灭战"的战术思想。这种综合方法既有泡足的疗效，又有按摩的优势，又有药浴的针对性，三大优势一齐发力，产生的合力，远大于单一方法，何乐而不为呢？所以，三者同施的优点就不言而喻了。

首先来说泡足。在人的双足上存在着与各个脏腑器官相对应的反射区和穴位。当用热水泡足时，可以刺激这些反射区和穴位，促进人体血

液循环，调理内分泌系统，增强人体器官功能，取得防病治病的保健效果。足部按摩则可加强对这些反射区和穴位的刺激，提高防病治病的效果。当然如果身体某方面有疾病，那么单一的热水泡足、按摩对治病就没有针对性了。如果在热水里加上具有针对性的中草药配制成泡足药液即药浴，那不是就两全其美了。热水浸泡双足，热力能更好地帮助药力渗透，具有互促作用、促进气血运行、温煦脏腑、通经活络的作用，从而起到调节内脏器官功能，促进全身血液循环，促进毛细血管畅通，改善全身组织的营养状况，加强机体新陈代谢的作用，使人感到轻松愉快，对身体健康带来莫大的裨益，是一举多得的大好事。

中医足疗法也是一种常用的中医外治法。每天用热水泡泡脚，不仅给劳累一天的各个器官送去最实在的关怀，还能解乏，助睡眠，提高机体免疫力。同时，在热水中加些中药，还可以起到防病治病的作用。热水泡脚可以改善局部血液循环，驱除寒冷，促进代谢，最终达到养生保健的目的。用针对性的中药泡足，对全身各系统器官的疾病也有一定的辅助治疗作用。

泡足疗法是失眠患者不可缺少的非药物疗法之一。为什么泡脚能促进睡眠呢？现代人们认为脚是人的"第二心脏"，保护好脚就是保护好心脏。因为脚是离心脏最远的部分，常常得不到充足的血液和氧气的供给，晚上睡前用热水泡一泡脚，可以借助药物使热力直接透达足部，浸润、温煦足底反射区和穴位，对促进身体血液循环、加速新陈代谢有诸多好处。泡脚时按摩涌泉穴和足趾及搓揉整个足部的反射区和穴位，可起到促进气血运行、舒筋活络的作用，例如搓按足背的太冲穴还有降压作用。泡脚的防病治病范围十分广，如风湿病、脾胃病、失眠、头痛、感冒等全身性疾病，截瘫、脑外伤、脑卒中、腰椎间盘突出症、肾病、糖尿病等大病，重病后康复治疗都包括在内，对老年人来说，还有祛病健身的作用。由于该疗法简单易行，疗效显著，现在已被人们所认可，已成为防治疾病不可缺少的保健方法。泡足疗法既能解乏，又利于睡眠。

祖国医学认为，脚是人体中离心脏最远的部位，冬天由于寒冷的刺激，脚部血管收缩，血液运行发生障碍，易诱发多种疾病。用热水泡泡脚，可以改善局部血液循环，驱除寒冷，促进代谢，最终达到养生保健的目的。科学研究已证实：人的双脚上存在着与各脏腑器官相对应的反射区和经络分布。当用温水泡脚时，可以刺激这些反射区，促进人体血液循环，调理内分泌系统，增强人体器官功能，取得防病治病的保健效果。同时热刺激会使足部微循环加快，毛孔开放，在这个基础上，加上具有针对性的中草药配制的泡脚药液即药浴，作用于脚部的重要穴位和脏器投射区，可使泡脚治病的效果增加数倍，这种三者结合的治疗方法要比单一热水泡脚的效果好得多。这时可以自己动手，用手搓搓自己脚上的涌泉穴和反射区，出点力，流点汗，对促进睡眠的效果会更好些。

笔者的一位朋友曾患失眠症，告诉他每天晚上用磁石粉60g、菊花20g、夜交藤30g煲好的中药水来泡脚，并用手搓揉涌泉穴和全脚，搓揉到全身出汗为止，然后擦干脚，喝足水，休息一会开始上床，坚持一段时间后，就再也不失眠了。注意用热水泡脚的时候不要泡到大汗淋漓，因为身体失水过多容易虚，泡到后背微微出汗，额头轻微冒汗即可。

中药泡脚是把中药煲好后直接用来泡脚，也就是用煲好的中药汤来泡脚，泡脚方式与普通泡脚差不多。热水泡脚是单纯用热水泡脚，不添加任何附加物品，所使用的器具与其他泡脚方式无异。单一的热水泡脚，一样可以加速血液循环、通气血、排毒、提高身体的新陈代谢，同样具有很好的保健作用；当然如果身体有疾病，那么在泡脚的热水中加上中药，疗效将大大提高。

四、泡足的各种具体要求

既然是泡脚，就要体现出一个"泡"字来。"泡"在这里体现的是，水要足够多，热量要够，时间要长。不能随便拿一个盆放点水就行。那样是起不到养生作用的，最多也就是洗脚，达不到泡脚的目的。泡脚是要长期坚持的，所以选择泡脚盆是一件非常重要的事情。选择一个好的适合的泡脚盆可以让人坚持长期使用；相反，选择的泡脚盆不合适，使用不方便，经常出故障，会使人达不到长期应用的目的。那选择什么样的泡脚盆好呢？

(一)足浴盆材料的要求

足浴盆指用于足部泡洗按摩的容器。一般分为两种,一种是带保温按摩功能的塑料盆;另一种是全实木的足浴盆,一般用的是香柏木。足浴盆应选择优质无害、安全、保温性能好的材质。最好选择木质,因为木质比较容易保温,贴近自然。不用铜盆、铁盆等金属盆泡脚,铜盆、铁盆等金属盆中的化学成分不稳定,容易与中药中的鞣酸发生反应,生成鞣酸铁等有害物质,使药物的疗效大打折扣。

(二)足浴盆的高度

足浴盆的高度最好超过20cm,这样的高度泡脚时水能没过踝关节。或者购买市场出售的木桶,也能把小腿放进去泡泡,这样效果会更好些。

(三)要有加温设备

现在市场上的泡脚盆真是琳琅满目,使人眼花缭乱,无加热器的、有加热器的、自动按摩的,价格相差甚为悬殊,从几百到几千元,甚至上万元的都有。如果没有加温设备,在泡脚的时候,感觉水凉了,就需要往里加热水,所以泡脚前可以多准备些热水瓶,灌满热水备用。

(四)泡足时的水温要求

水温应保持在40℃~45℃,低于40℃水温偏低,起不到泡脚的目的;超过45℃又容易造成烫伤。

(五)泡足时间

如为一般保健泡足,每天一次即可,一般选在睡觉前,泡完脚就可以上床睡觉,每次时间以30~40分钟为好;如患有某种疾病需要治疗,每天至少泡脚2次以上。如2次,一般上午10点一次,晚上睡前一次;但如果日常有闲暇时间,特别是老年人,可以在下午3~5点泡脚,也就是膀胱经经气最旺盛的时候,泡脚补肾效果最好。饭前、饭后30分钟不宜泡脚,否则会引起足部血管扩张,血容量增加,造成胃肠及内脏血液减少,影响胃肠的消化功能。饭前泡脚可能抑制胃液分泌,对消化不利；饭后立即泡脚可造成胃肠的血容量减少，影响消化功能。

（六）泡足时的刺激

泡足时，可以给予足部适当的物理刺激，如按摩、捏脚或搓脚等，有条件者也可使用具有加热和按摩功能的足浴盆进行泡脚，效果更佳。

（七）怎样才算是泡好脚了

那就是泡到你的后背感觉有点潮，或者额头微微出汗了，就算是好了。注意千万不要出大汗。因为汗为心之液，出汗太多会伤心液。只要微微出汗就可以，微汗说明你的经络已经上下贯通了，这也是证明经络是否通畅的一个办法。

五、足浴药包的介绍

坚持科学的足疗，对于缓解现代城市人群易发的各种职业病，往往可以收到事半功倍之效。现在该疗法已被人们所认可，已撬动了市场，各种浴足产品应运而生。现在市场上有各种各样的浴盆、浴足药物，真是琳琅满目，令人眼花缭乱。为了方便每一位足浴者的需要，便于根据自己失眠的情况配制泡脚中药，笔者特意选择了一些处方，以供大家在泡脚时根据自己的具体情况选用。这里应说明由于是外用，剂量可加大，如果是正在服中药的人，用煎过的药渣煎汤来泡脚也有作用。

通过中药泡脚调理失眠，让机体回到正常的睡眠上，这正是笔者把多年积累的经验和知识一起奉献给失眠朋友们的真实意图，在足浴药方的介绍上突出体现了这一想法。除此之外，本书对人群中常见的三高症（高血压、高血脂、高血糖）及动脉硬化、冠心病、中风后遗症、妇科病的足浴药方一并做了简要介绍，以满足此类患者的需求。

（一）失眠的足浴药包

❀ 方一

配方：五味子 20g，香附 20g，夜交藤 30g，郁金 30g，百合 30g，石菖蒲 30g。

制用法：将上药用纱布裹好水煮 30 分钟，将药液倒入脚盆内，先熏蒸，待药温降至 40℃ 左右时后，泡洗双脚，每次 40 分钟，每日一次，每剂可重复用 2～3 天。

主治：神经衰弱，失眠。

方二

配方：磁石 60g，菊花 20g，远志 15g，夜交藤 30g。

制用法：将上药水煎两次，取药液去渣，每晚浸泡双脚 1 次，泡完立即上床。每剂连泡 3～5 次。

主治：神经衰弱，失眠。

方三

配方：夜交藤 50g，炒枣仁（打碎）、合欢皮、柏子仁、丹参各 15g。

制用法：上药加水 1500mL，煎熬 20 分钟，将药液倒入脚盆内，浸泡双脚 30 分钟，每日 1～2 次，10 次为 1 个疗程。

主治：神经衰弱，失眠。

方四

配方：磁石 100g，生龙骨 60g，夜交藤 30g，白酒 30mL。

制用法：将上药入锅内加水适量，煎煮 20 分钟，去渣取汁，加入白酒，与 3000mL 开水同入足浴盆中，先熏蒸，待药温降至 40℃ 左右时，泡洗双脚，每次 40 分钟，15 天为 1 个疗程。

主治：失眠伴心悸、心烦、多噩梦。

方五

配方：磁石 30g，菊花、黄芩、夜交藤各 25g。

制用法：将上药入锅中，加水适量，先浸泡 5～10 分钟，再煎煮 30 分钟，去渣取汁，倒入盆中，先熏蒸，待药温降至 40℃ 左右时，再浸泡双脚 30 分钟，每天 1 次，一剂可连用 2～3 天。

主治：适用于失眠、多梦、易惊醒者。

方六

配方：丹参 30g，红花 10g，荷叶 30g。

制用法：将上三味药入锅中，加水适量，煎煮 20 分钟，去渣取汁，与 3000mL 开水同入足浴盆中，先熏蒸，待药温降至 40℃ 左右时，再泡洗双脚，每次 40 分钟，15 天为 1 个疗程。

主治：各类失眠。

❋ 方七

配方：夜交藤 60g，远志 15g，川椒 10g。

制用法：将上三味药入锅中，加水适量，煎煮 20 分钟，去渣取汁，与 3000mL 开水同入足浴盆中，先熏蒸，待药温降至 40℃ 左右时，再泡洗双脚，每次 40 分钟，15 天为 1 个疗程。

主治：心肾不交型失眠。

❋ 方八

配方：生地黄 30g，五味子 15g，柏子仁 15g。

制用法：将上三味药入锅中，加水适量，煎煮 20 分钟，去渣取汁，与 3000mL 开水同入足浴盆中，先熏蒸，待药温降至 40℃ 左右时，再泡洗双脚，每次 40 分钟，15 天为 1 个疗程。

主治：心肾不交型失眠。

❋ 方九

配方：五味子、香附各 20g，夜交藤、郁金各 30g，百合、石菖蒲各 30g。

制用法：将上药同入锅中，加水适量，煎煮 20 分钟，去渣取汁，与 3000mL 开水同入足浴盆中，先熏蒸，待药温降至 40℃ 左右时，再泡洗双脚，每次 30 分钟，15 天为 1 个疗程。

主治：心肾不交型失眠。

❋ 方十

配方：酸枣树根 150g，丹参 20g，白酒 50mL。

制用法：将上二味药入锅中，加水适量，煎煮 20 分钟，去渣取汁，加入白酒，与 3000mL 开水同入足浴盆中，先熏蒸，待药温降至 40℃ 左右时，再泡洗双脚，每次 30 分钟，15 天为 1 个疗程。

主治：心脾两虚型失眠。

（二）高血压足浴药包

方一

钩藤桑叶足浴药方：钩藤40g，夏枯草30g，桑叶、菊花各20g。

制用法：上药加水4000mL，煎煮取液，先熏脚，待水温适合时再洗双足，每日一次，1剂可用2～3次，10天为1个疗程。

主治：高血压病。

方二

桑寄生桑枝足浴药方：桑寄生、怀牛膝、茺蔚子、桑叶、菊花各10g，钩藤、明矾各30g，桑枝20g。

制用法：上药装入布袋，加水4000mL煎煮取液，先熏脚，待水温降至40℃左右时再泡洗双足，每日1次，1剂可用2～3次，一周为1个疗程，连续4个疗程，血压稳定后可改为2～3日熏泡脚一次。

主治：高血压病。

方三

双桑茺蔚子足浴药方：桑叶、桑枝各20g，茺蔚子15g。

制用法：上药加水4000mL煎煮取液，先熏脚，待水温适合时再洗双足，每日1次，发作时每日2次，1剂可用2～3次，10天为1个疗程。

主治：利尿降压。适用于高血压引起的头痛、目赤等症。

方四

钩藤桑叶足浴药方：钩藤20g，桑叶15g，菊花20g，夏枯草30g。

制用法：上药加水4000mL煎煮取液，先熏脚，待水温适合时再洗双足，每日一次，1剂可用2～3次，10天为1个疗程。

主治：高血压病。

方五

钩藤夏枯草足浴药方：钩藤40g，夏枯草30g，桑叶20g，菊花20g。

制用法：将上述药物加水4000mL煎煮取液，先熏足后浸足，每日一次，发作时每日2次，1剂可用2～3次，10天为1个疗程。

主治：本方清肝降压，适用于顽固性高血压患者。

（三）高脂血症足浴药包

方一

何首乌枸杞子山楂足浴药方：何首乌 30g，枸杞子 10g，红花 20g，桃仁 10g，丹参 20g，赤芍 15g，泽泻 15g，山楂 20g，虎杖 10g。

制用法：将上药入锅中，加水适量，浸泡 20 分钟，煎煮 20 分钟，去渣取汁，与 1500mL 开水同入足浴盆中，先熏蒸，待药降至 40℃左右时，泡洗双脚，每日 2 次，每次 40 分钟，15 天为 1 个疗程。

主治：补肾健脾，活血通络。适用于高脂血症，症见胸痹，胸痛，心痛，中风，眩晕，脘腹痞闷，肢体沉重，舌苔白腻，脉滑。

【来源】《泡脚验方》。

方二

配方：大黄适量。

制用法：将大黄入锅中，加水 2000mL，煎至 1500mL 时，滤出药液，倒入脚盆中，先熏蒸，药温降至 40℃左右时，再泡洗双脚，每晚临睡前泡洗 1 次，每次 40 分钟，15 天为 1 个疗程。

主治：适用于高脂血症。

【来源】《泡脚验方》。

方三

金樱子决明子足浴药方：金樱子、决明子、制何首乌、生薏苡仁各 30g，茵陈、泽泻各 24g，生山楂 18g，柴胡、郁金各 12g，制大黄 6g。

制用法：将上药入锅中，加水适量，浸泡 20 分钟，煎煮 20 分钟，去渣取汁，与 1500mL 开水同入泡脚桶中，先熏蒸，待药温降至适合温度时，再泡洗双脚，每日 2 次，每次 40 分钟，15 天为 1 个疗程。

主治：滋阴降火，行滞通脉。适用于高脂血症。

【来源】《泡脚验方》。

方四

丹参泽泻足浴药方：桑椹、丹参、泽泻、生山楂、怀山药各 30g。

制用法：将药入锅中，加水 2000mL，煎至 1500mL 时，滤出药液，倒入脚盆中，先熏蒸，待药降至 40℃左右时，泡洗双脚，每晚临睡前泡洗 1 次，每次 40 分钟，15 天为 1 个疗程。

主治：高脂血症。

【来源】《泡脚验方》。

❋ 方五

生山楂荷叶足浴药方：生山楂 30g，制何首乌、泽泻各 20g，决明子、荷叶、丹参各 15g，生甘草 10g。

制用法：将上药加入清水适量，浸泡 20 分钟，煎煮 30 分钟，去渣取汁，与 2000mL 开水同入泡脚桶中，先熏蒸，待药温降至适合温度后，泡洗双脚，每日早晚各 1 次，每次 40 分钟，20 天为 1 个疗程。

主治：高脂血症。

【来源】《泡脚验方》。

(四)动脉硬化足浴药包

❋ 方一

泽泻天麻足浴药方：泽泻 30g，白术 12g，天麻 12g，半夏 12g，决明子 20g，刺蒺藜 18g，牛膝 12g，钩藤 25g，桑寄生 18g，胆南星 6g，杏仁 12g，全蝎 5g。

制用法：将上药入锅中，加水适量，浸泡 20 分钟，煎煮 20 分钟，去渣取汁，与 1500mL 开水同入足浴盆中，先熏蒸，待药温降至适合温度时，泡洗双脚，每日 2 次，每次 40 分钟，15 天为 1 个疗程。

主治：适用于脑动脉硬化。症见眩晕、耳鸣、记忆力减退等。

【来源】《泡脚验方》。

❋ 方二

荆防菊花足浴药方：川芎 15g，荆芥 10g，防风 10g，细辛 3g，香附子 10g，薄荷 10g，羌活 10g，白芷 10g，菊花 15g，赤芍 15g，延胡索 10g，龙胆草 12g。

制用法：将上药入锅中，加水适量，浸泡 20 分钟，煎煮 30 分钟，去渣取汁，与 2000mL 开水同入足浴盆中，先熏蒸，待药温降至适合温度时，泡洗双脚，每日 2 次，每次 40 分钟，10 天为 1 个疗程。

主治：脑动脉硬化，症见眩晕、耳鸣、记忆力减退等。

【来源】《泡脚验方》。

✿ **方三**

丹参红花足浴药方：丹参、鸡血藤各 50g，川红花 15g。

制用法：将上药入锅中，加清水适量，浸泡 20 分钟，煎煮 30 分钟，去渣取汁，加入冰片，与 1000mL 开水同入足浴盆中，先熏蒸，待药温降至适合温度时，泡洗双脚，每日 1 次，每次 40 分钟，10 天为 1 个疗程。

主治：脑动脉粥样硬化。

【来源】《泡脚验方》。

✿ **方四**

当归丹参足浴药方：党参、当归、丹参各 30g，三七 10g，冰片 3g。

制用法：将前四味药入锅中，加清水适量，浸泡 20 分钟，煎煮 30 分钟，去渣取汁，加入冰片，与 2000mL 开水同入足浴盆中，先熏蒸，待药温降至适合温度时，泡洗双脚，每日 1 次，每次 40 分钟，10 天为 1 疗程。

主治：脑动脉粥样硬化。

【来源】《泡脚验方》。

✿ **方五**

冬瓜皮茯苓足浴药方：冬瓜皮 500g，茯苓 300g，木瓜 100g。

制用法：将上药入锅中，加清水 2000mL，煎煮至 1500mL 时，去渣取汁，倒入足浴盆中，先熏蒸双脚，待药温降至适宜时，泡洗双脚，每日 1 次，每次 40 分钟，10 天为 1 个疗程。

主治：脑动脉粥样硬化并发肥胖症。

【来源】《泡脚验方》。

（五）冠心病足浴药包

✿ **方一**

乳没檀香足浴药方：制乳香 15g，没药 15g，郁金 20g，延胡索 20g，檀香 10g。

制用法：将上药入锅中加清水适量，浸泡 20 分钟，煎煮 30 分钟，去渣取汁，与 2000mL 开水入足浴盆中，先熏蒸心前区，待药温降至适合温度时，泡洗双脚，每日早晚各 1 次，每次 40 分钟，10 天为 1 个疗程。

主治：具有扩张冠状动脉、降血压的作用。适用于冠心病。

❋ 方二

银杏叶足浴药方：银杏叶 50g。

制用法：将银杏叶入锅中加清水 2000mL，煎煮至 1500ml，去渣取汁，倒入足浴盆中，先熏蒸心前区，待药温降至适合温度时，泡洗双脚，每日睡前泡洗 1 次，每次 40 分钟，30 天为 1 个疗程。

主治：具有理气活血、祛瘀止痛的作用。适用于冠心病、高血压。

❋ 方三

薤白红花足浴药方：薤白 30g，桂枝、枳壳、陈皮、川芎、红花、赤芍、当归各 10g，檀香 6g。

制用法：将上药入锅中加清水 2000mL，煎煮 30 分钟，煎煮至 1500mL，去渣取汁一起倒入足浴盆中，先熏蒸心前区，待药温降至适合温度时泡洗双脚，每日泡洗 1 次（秋冬季每日泡洗 2 次），每次 40 分钟，30 天为 1 个疗程。

主治：具有理气活血、祛瘀止痛的作用。适用于冠心病、高血压。

❋ 方四

薤白瓜蒌足浴药方：薤白、瓜蒌各 30g，白胡椒、细辛各 9g，丹参 30g，制乳香、没药、冰片各 9g。

制用法：将上药（除冰片外）入锅中加清水 2000mL，煎煮至 1500mL，去渣取汁，一起倒入足浴盆中，加入冰片，先熏蒸心前区，待药温降至适合温度时泡洗双脚，每日泡洗 2～3 次，每 30 分钟，10 天为 1 个疗程。

主治：具有理气活血、祛瘀止痛的作用。适用于冠心病、高血压。

❋ 方五

良姜血竭足浴药方：薤白 15g，良姜、香附、血竭各 9g，制乳香、没药、桂枝各 10g，细辛 6g。

制用法：将上药入锅中加清水 2000mL，煎煮至 1500mL，去渣取汁，一起倒入足浴盆中，趁热先熏蒸心前区，待药温降至适合温度时泡洗双脚，每日泡洗 1 次（秋冬季每日泡洗 2 次），每次 40 分钟，15 天为 1 个疗程。

主治：具有理气活血、祛瘀止痛的作用。适用于冠心病、高血压。

(六) 中风后遗症足浴药包

❀方一

路路通牛膝足浴药方：路路通 50g，牛膝 30g，木瓜 20g，白酒 30mL。

制用法：将前三味药入锅中，加清水 1500mL，浸泡 20 分钟，煎煮 30 分钟，去渣取汁，白酒与 1500mL 开水同入足浴盆中，先熏蒸，待药温降至适合温度时，泡洗双脚，每日 2 次，每次 30 分钟，每天 1 剂，30 天为 1 个疗程。

主治：中风后遗症。

❀方二

五加皮千年健足浴药方：五加皮、当归、川芎各 20g，千年健 30g，红花 15g。

制用法：将上述药入锅中，加清水 2000mL，浸泡 20 分钟，煎煮 30 分钟，去渣取汁，与 1500mL 开水同入足浴盆中，先熏蒸瘫痪部位，待药降至适合温度时，泡洗双脚，每日早晚各 1 次，每次 40 分钟，每天 1 剂，30 天为 1 个疗程。

主治：具有养血活血、通经活络的作用。适用于中风后遗症及下肢瘫痪。

❀方三

陈艾木瓜足浴药方：陈艾、木瓜各 250g，白酒、醋各 150mL。

制用法：将前两味药入锅中，加清水适量，浸泡 20 分钟，煎煮 30 分钟，去渣取汁，与 1500mL 开水、白酒、醋同入足浴盆中，趁热先熏蒸瘫痪部位，待药温降至适合温度时，泡洗双脚，每日早晚各 1 次，每次 40 分钟，每天 1 剂，30 天为 1 个疗程。

主治：具有养血活血、通经活络的作用。适用于中风后遗症及下肢瘫痪。

❀ 方四

黄芪威灵仙足浴药方：黄芪、威灵仙各 90g，羌活、乳香各 40g，没药 20g，琥珀 20g，肉桂 10g，食醋 100mL。

制用法：将前七味药入锅中，加清水适量，浸泡 20 分钟，煎煮 30 分钟，去渣取汁，加入食醋，与 1500mL 开水同入足浴盆中，趁热先熏蒸瘫痪部位，待药温降至适合温度时，泡洗双脚，每日早晚各 1 次，每次 40 分钟，1 天 1 剂，30 天为 1 个疗程。

主治：具有养血活血、通经活络的作用。适用于中风后遗症及下肢瘫痪。

❀ 方五

路路通千年健足浴药方：路路通 30g，千年健 25g，牛膝 20g，当归 15g，红花 10g，伸筋草 25g，透骨草 15g，威灵仙 20g，木瓜 15g，五加皮 20g。

制用法：将上药入锅中，加清水适量，浸泡 20 分钟，煎煮 30 分钟，去渣取汁，与 1500mL 开水同入足浴盆中，趁热先熏蒸瘫痪部位，待药温降至适合温度时，泡洗双脚，每日早晚各 1 次，每次 40 分钟，1 天 1 剂，30 天为 1 个疗程。

主治：具有养血活血、通经活络的作用。适用于中风后遗症及下肢瘫痪。

(七)糖尿病足浴药包

❀ 方一

配方：黄芪苍术降糖足浴药方：黄芪 45g，党参、苍术、玄参、麦冬、五味子、生地、熟地黄各 15g。

制用法：将上药入锅中，加清水 2000mL，煎至 1500mL，去渣取汁，倒入足浴盆中，趁热先熏蒸双脚，待药温降至适合温度时泡洗双脚，每晚临睡前 1 次，每次 40 分钟，20 天为 1 个疗程。

主治：具有清热、祛湿、利水的作用。适用于糖尿病口渴、尿浊。

❀ **方二**

二皮降糖足浴药方：西瓜皮、冬瓜皮各 250g，天花粉 15g。

制用法：将上药入锅中，加清水 2000mL，煎至 1500mL，去渣取汁，倒入足浴盆中，趁热先熏蒸双脚，待药温降至适合温度时泡洗双脚，每晚临睡前 1 次，每次 40 分钟，20 天为 1 个疗程。

主治：具有清热、祛湿、利水的作用。适用于糖尿病口渴、尿浊。

❀ **方三**

苏木川草乌降糖足浴药方：苏木 50g，木瓜、透骨草、川楝子、赤芍各 30g，桂枝 18g，川芎 15g，红花、白芷各 12g，艾叶、川乌、草乌、麻黄各 10g。

制用法：将上药入锅中，加清水 2000mL，浸泡 20 分钟，煎至 1500mL，去渣取汁，倒入足浴盆中，趁热先熏蒸双脚，待药温降至适合温度时泡洗双足，每天早晚各 1 次，每次 30 分钟，20 天为 1 个疗程。

主治：具有活血通络、祛风散寒的作用。适用于糖尿病手脚麻木、疼痛、感觉减退。

❀ **方四**

制附子葛根降糖足浴药方：制附子、熟地黄、山药、牡丹皮、山萸肉、茯苓、泽泻、葛根各 15g，肉桂 10g，淫羊藿 30g。

制用法：将上药入锅中，加清水 2000mL，浸泡 20 分钟，煎至 1500mL，去渣取汁，倒入足浴盆中，趁热先熏蒸双脚，待药温降至适合温度时泡洗双足，每天 1 次，每次 30 分钟，20 天为 1 个疗程。

主治：适用于糖尿病多尿，尿频，夜尿多，消瘦，乏力，大便溏泻，腰膝酸软，性欲下降，阳痿早泄，舌淡苔白，脉弱。

❀ **方五**

桂附忍冬藤降糖足浴药方：桂枝 50g，制附子、牡丹皮各 30g，忍冬藤 50g，黄芪 50g，乳香、没药各 20g。

制用法：将上药入锅中，加清水 2000mL，煎煮 30 分钟，去渣取汁，与 1500mL 开水同入足浴盆中，趁热先熏蒸双脚，待药温降至适合温度时泡洗双足，每天 1 次，每次 40 分钟，30 天为 1 个疗程。

主治：具有温阳通络、活血化瘀、发表散寒、止痛生肌的作用。适用于糖尿病出现肢端坏死者。

(八)骨关节病足浴药包

❀ **方一**

羌活独活足浴药方：虎杖、川乌、草乌、红花、小茴香、五加皮各15g，羌活、川芎各20g，桔梗25g，独活、当归、牛膝、木瓜各30g，延胡索、制马钱子各10g，白酒适量。

制用法：将上药入罐中，加50度白酒，浸泡20天以上，每次取15~20mL，加入热水中，趁热浸泡双脚，每天1次，每次40分钟，20天为1个疗程。

主治：具有散寒通络、祛风除湿的作用。适用于各种关节炎所致的关节疼痛。

❀ **方二**

二乌莪术足浴药方：郁金、独活各6g，细辛3g，川乌、草乌、莪术、当归、鸡血藤、牛膝、生香附各10g，木瓜、川芎各12g。

制用法：将上药入锅中，煎煮30~40分钟，趁热浸泡双脚，每天早晚各1次，每次40分钟，5~10天为1个疗程，连用2~3个疗程。

主治：具有散寒通络、除湿止痛的作用。适用于各种关节炎所致关节疼痛。

❀ **方三**

马钱子天南星足浴药方：制马钱子、细辛各10g，制天南星12g，生川乌、生草乌、透骨草、莪术、桑寄生、制乳香、制没药、威灵仙、淫羊藿、皂角刺各15g，酒白芍20g。

行痹者，酌加防风、羌活、独活；痛痹者，酌加桂枝、附子、海风藤；着痹者，酌加炒苍术、厚朴、豨莶草、路路通、海桐皮；热痹者，酌加忍冬藤、络石藤、生地黄、黄柏。

制用法：将上药入锅中，煎煮30~40分钟，趁热浸泡双脚，每天1次，每次40分钟，5~10天为1个疗程，连用2~3个疗程。

主治：具有散寒通络、祛风除湿的作用。适用于各种关节炎所致的关节疼痛。

(九)妇科病的足浴药包

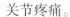 **方一**

痛经足浴药方：蒲黄 20g，五灵脂 20g，香附 20g，延胡索 20g，当归 20g，赤芍 15g，桃仁、没药各 10g。

制用法：上药加水 2500mL，煮沸 25 分钟后离火，先以药液蒸气熏双脚，待温度适宜后，将双脚浸泡于药液中。每次浸泡 15～20 分钟，每日早晚各熏洗 1 次，每剂药重复使用两天。于经前 3 天左右开始用药，连用 3～5 剂，连续用 3 个月经周期。经临床观察，多数青春期原发性痛经患者，在足浴过程中疼痛便可减轻，一般用药两个月经周期后即可显效。

主治：具有活血化瘀、通络止痛的作用。适用于少女痛经。

方二

闭经足浴药方：当归、益母草、熟地黄各 12g，白芍、香附、红花、茯苓、白术、川芎、柴胡、泽兰、郁金各 10g，甘草 6g。

若肾虚腰痛者加川续断、寄生、杜仲；小腹冷痛者加吴茱萸、肉桂、艾叶；便秘者加火麻仁、郁李仁、生大黄；胸胁胀痛者酌加川楝子、炒枳壳、延胡索。

制用法：将上药加清水适量，煎煮 30 分钟，去渣取汁，与 2000mL 开水同入盆，趁热先熏蒸脐下，待药温降至适合温度时泡洗双脚，每天早晚各 1 次，每次 40 分钟，每剂用 2 天，20 天为 1 个疗程。

主治：具有活血化瘀、通络止痛的作用。适用于气滞血瘀型闭经。

方三

月经失调足浴药方：川芎 20g，橘核 30g，陈皮 15g，郁金 30g。

制用法：将上药加清水 2000mL，煎至 1500mL，去渣取汁，倒入盆中，趁热先熏蒸脐下，待药温降至适合温度时泡洗双脚，每晚睡前 1 次，每次 40 分钟，10 天为 1 个疗程。

主治：具有疏肝理气、解郁调经的作用。适用于月经前后不定时，月经量或多或少。

❋ 方四

带下足浴药方：蛇床子、土茯苓各 30g，白鲜皮、百部各 15g，黄柏、枯矾、苦参各 10g。

制用法：将上药加清水适量，煎煮 30 分钟，去渣取汁，与 2000mL 开水入盆，趁热先熏蒸脐下，待药温降至适合温度时泡洗双脚，每天早晚各 1 次，每次 40 分钟，每剂用 2 天，20 天为 1 个疗程。

功效：清热除湿，止带杀虫，止痒。适用于湿热带下。

❋ 方五

更年期足浴药方：丹参、补骨脂各 30g，五味子、山药各 20g。

制用法：将上药加清水适量，煎煮 30 分钟去渣取汁，与 2000mL 开水入盆，趁热先熏蒸双脚，待药温降至适合温度时泡洗双脚，每天早晚各 1 次，每次 30 分钟，10 次为 1 个疗程。

功效：具有温补脾肾的作用。适用于更年期，症见月经失调、恶寒怕冷、腰酸水肿者。

🦋 典型病案

张某某，男，52 岁，自由职业者，住西安市高新区。初诊时间：2014 年 3 月 13 日。

20 年前开了个羊肉泡馍馆，生意很兴旺，收入丰厚，不愁吃穿，可在日子过得红红火火的时候，家里矛盾四起。婆媳之间因琐事经常三天两头吵闹，使原本一个充满亲情的家庭失去了昔日的和睦气氛，他夹在中间只能生闷气，情绪低落；一对儿女本来学上得好好的，成绩也不错，不用大人操心，可想不到的是儿子竟和一个小混混在了一起，不好好学习不说，还泡网吧，甚至夜不归宿，学习成绩一落千丈。这些事情相继出现，对他来说真是雪上加霜，让他十分头痛，整天烦恼，睡眠越来越差，有时甚至到凌晨 1、2 点还睡不着，睡在床上翻来覆去，心情甚为烦躁。多次去医院检查，也查不出什么大毛病。无奈医生给开些安定片，只能暂时缓解失眠，不能解决根本问题，第二天仍旧头晕目眩。后来，到医院针灸一个疗程 10 次，又找老中医看，服了 20 几剂中药，也没有大的改变。有一天，他来找我，要我想办法给他治疗。我听了他的陈述，觉得他中西药、针灸都用过了，不妨试一试自然疗法来治疗，给出了如下方法。

· 家庭存在的各种问题是现实，愁不是解决问题的办法，回避也不是办法，只有面对现实，找出切实可行的解决问题的办法，才是唯一的正确选择。我让他首先做他爱人的工作，不要计较老人的一些做法，为了家庭和睦，让一让老人。他爱人同意了，这样他就卸掉了一半思想包袱；再说儿子的问题，我给出两点建议：一是加强管理，要求每天按时回家；二是立即转学，脱离环境。还真灵，儿子自转学后，就像换了个人一样，一切回到了原样，再也不需要为儿子操更多的心了。

· 每天按时休息，上床前用热水泡脚30分钟，在泡的过程中搓揉涌泉穴，泡完脚擦干后，坐在沙发或床上，双手抱着脚用力搓揉，先左后右，直到额部、背部微微出汗，即可停止。然后喝杯温开水，开始睡觉。

· 躺在床上，什么事也不想，没多大功夫就进入梦乡了。

【按】该例患者失眠的原因是家庭矛盾造成的，俗话说"解铃还需系铃人"，要解决失眠，就先要解决造成失眠的原因，原因消除了，失眠自然而然就好了。我们抓住这一主要矛盾，并采取了相应切实可行的方法，使矛盾迎刃而解，取得了非常好的结果。第二点，治疗中充分发挥了泡脚、按摩在催眠中的作用。该患者与我认识很久了，知道他办事十分认真负责。洗完脚后，搓揉双脚时十分用力，从脚尖一直搓揉到小腿部，每次都超过半个小时，直达全身冒汗，完毕喝足开水，再喝一袋酸奶，上床睡觉。由于治疗方法得当，故很快改善了患者的睡眠状况。从该患者的治疗中，可以总结出两个经验。

· 有矛盾不可怕，可怕的是找不到解决矛盾的钥匙。这位患者采取了釜底抽薪的办法，精准地找到了解决矛盾的钥匙。一个是找到了矛盾的对立一方，向对方道歉；另一个是让孩子脱离环境、避免接触不良环境。这两招都起到了解决矛盾的关键作用，使问题顺利解决。

· 这位患者认真办事的作风，是他成功的基础。他每次泡脚、按摩穴位、揉搓全脚，都是一丝不苟，十分用力，故取得了非常满意的疗效。

六、足疗的禁忌证

足疗首先要保证安全，为了避免对自己身体健康造成损害，避免互相传染疾病的可能性，身体不适或者患有以下疾病的人不建议足疗。

▶ 妇女妊娠期间和月经期间应避免使用足底按摩，以免引起子宫收缩而流产。

▶ 足部有皮肤病，如足部皮肤的脓疮、溃疡等疾病。

▶ 足部有新鲜或未愈合的伤口。

▶ 有出血性或出血倾向的疾病，如尿血、呕血、便血等疾病。

▶ 有重度心脏病、肾脏病的患者。

▶ 体质极度虚弱者、精神极度紧张者、皮肤高度敏感者，不建议足疗，以免发生意外。

▶ 各种急、慢性传染病，如活动性肺结核、梅毒、炭疽、足癣等疾病不建议在公共场所足浴，以免传染他人。

总之，只需要每天花费一点点时间，就能够轻松完成泡脚的工作。如果能够长期坚持下去，就能够给身体带来很多积极的影响，切忌"三天打鱼，两天晒网"，要坚持不懈才能受益终生。俗话说"饭后三百步，睡前一盆汤"，"睡前洗脚，胜吃补药"。不过泡脚的时候，一定要注意泡脚的相关注意事项，才能保证泡脚的效果。

第五节　失眠的艾灸疗法

艾灸疗法又名灸疗。它使用艾绒或其他药物放置在体表的腧穴或疼痛处烧灼、温熨，借灸火的温和热力及药物作用，通过经络的传导，温经散寒、行气通络、调和气血、协调阴阳、扶正祛邪，达到治疗疾病、防病保健、养生美容之功效。艾灸疗法的主要材料为艾绒，艾绒是由艾叶加工而成。取陈年熟艾去掉杂质粗梗，碾轧压碎后过筛，去掉尖屑，取白纤丝再行碾轧成绒，制成艾炷、艾条。

中医针灸疗法中的灸法，是点燃用艾叶制成的艾炷、艾条，熏烤人体的穴位，以达到保健治病的一种自然疗法。大家通常认为针和灸是同一种疗法，其实并不是这样。虽然它们都是建立在人体经络穴位的认识之上，但针疗产生的只是物理作用，而艾灸是药物和物理的复合作用。而且两者治疗的范围也不一样，所谓"针所不为，灸之所宜"，指的就是其中的区别。说艾灸是一种神奇的疗法，因为它的确有很多不同凡响之处。首先，艾灸的疗效就十分神奇。艾灸疗法的适用范围十分广泛，在中国古代是治疗疾病的主要手段。中医认为，它有温阳补气、祛寒止痛、补虚固脱、温经通络、消瘀散结、补中益气的作用，可广泛用于内科、外科、妇科、儿科、五官科疾病，尤其对乳腺炎、前列腺炎、肩周炎、盆腔炎、颈椎病、糖尿病等疾病有特效。艾灸疗法还具有独特的养生保健的作用。用灸法预防疾病，延年益寿，在我国已有数千年的历史。

一、艾灸治疗失眠的原理

（一）局部刺激作用

艾灸疗法的机制与局部火的温热刺激有关。正是这种温热刺激，使局部毛细血管扩张，皮肤充血，增强了局部的血液循环与淋巴循环，缓解和消除了肌肉痉挛，使局部的皮肤组织代谢能力加强，促进炎症、粘连、渗出物、血肿等病理产物消散吸收；还可引起大脑皮质抑制性物质的扩散，降低神经系统的兴奋性，发挥镇静、镇痛作用，促进睡眠。

（二）经络调节作用

人是一个整体，五脏六腑、四肢百骸是互相协调的，这种相互协调关系，主要是靠经络的调节作用实现的。现代研究表明经络腧穴具有三大特点。

1. 经络腧穴对药物具有外敏性

即用同样的艾灸方法，选择一定的腧穴与一般的体表点，其作用是明显不同的。

2. 经络腧穴对药物作用的放大性

经络并不是一个简单的体表循行路线，而是多层次、多功能、多形态的调控系统。在穴位上施灸时，会影响其多层次的生理功能，在这种循环感应过程中，它们之间产生相互激发、相互协同、作用叠加的结果，导致了生理上的放大效应。

3. 经络腧穴对药物的储存性

腧穴具有储存药物的作用，药物的理化作用较长时间停留在腧穴或释放到全身，产生整体调节作用，使疾病得以治愈。

(三)调节免疫功能的作用

许多实验都证实灸疗具有增强免疫功能的作用。灸疗的许多治疗作用也是通过调节人体免疫功能实现的，这种作用具有双向调节的特性，即低者可以使之升高，高者可以使之降低，并且在病理状态下，这种调节作用更明显。

(四)药物本身的药理作用

灸疗的用药情况，虽比不得中医内治法丰富，但从各种隔物灸及太乙、雷火针灸在临床应用的情况看，也可窥灸疗辨证论治之一斑。特别值得一提的是，灸疗主要原料艾的功能。清代吴仪洛在《本草从新》中说："艾叶苦辛，生温熟热，纯阳之性，能回垂绝之亡阳，通十二经，走三阴，理气血，逐寒湿，暖子宫，止诸血，温中开郁，调经安胎……以之艾火，能透诸经而除百病。"可以毫不夸张地说，离开了艾，灸疗学就不存在了。

(五)综合作用

灸疗作用于人体主要表现的是一种综合作用，是各种因素相互影响、相互补充、共同发挥整体治疗作用。即上面所说的四种作用相加，产生合力，使疗效放大。首先，灸疗的治疗方式是综合的。如冬病夏治，以白芥子等药物贴敷膻中、肺俞、膏肓治疗哮喘的化脓灸，以及以隔附子饼灸肾俞等穴抗衰老等，其方式包括了局部刺激(局部化脓灸、隔物灸)，经络腧穴(特定选穴)，药物诸因素，它们相互之间是有机联系的，并不是单一孤立的，缺其一即失去了原来的治疗作用。其二，治疗的作用是综合的。灸疗热的刺激对局部气血的调整，艾火刺激配合药物，必然增加了药物的功效，芳香药物在温热环境中特别易于吸收，艾灸施于穴位，则首先刺激了穴位本身，激发了经气，调动了经脉的功能使之更好地发挥运行气血、调和阴阳的整体作用。其三，人体反应性与治疗作用是综合的。治疗手段（灸疗）——外因——只能通过内因（人体反应性）起作用，研究人员发现，相同的灸疗对患相同疾病的患者，其感传不一样，疗效也不尽相同，究其原因就是人体的反应性各有差异。以上诸因素，在中医整体观念和辨证论治思想指导下，临证进行合理选择，灵活运用，方能发挥灸疗最大的效能。

二、艾炷、艾卷的制作方法

（一）艾炷的制作

适量的艾绒置于平底瓷盘内，用食、中、拇指捏成圆柱状即为艾炷。艾绒捏压越实越好。根据需要，艾炷可制成拇指大、蚕豆大、麦粒大三种，称为大、中、小艾炷。

（二）艾卷的制作方法

将适量的艾绒用双手捏压成长条状，软硬要适度，以利燃烧为宜，然后将其置于宽约 5.5cm、长约 25cm 的桑皮纸或纯棉纸上，再搓卷成圆柱形，最后用面糨糊将纸边黏合，两端纸头压实，即制成长约 20cm、直径约 1.5cm 的艾卷。现在市场有出售的艾条，如不方便制作可以去购买。

三、艾炷及艾条的使用方法

（一）艾炷灸

1. 直接灸

施灸时先在所灸腧穴部位涂以少量的凡士林，使艾炷便于黏附，然后将大小适宜的艾炷，置于腧穴上点燃施灸。当灸炷燃剩 2/5 或 1/4、患者感到微有灼痛时，即可易炷再灸。按规定壮数灸完为止。一般应灸至局部皮肤红晕而不起疱为度。

2. 间接灸

间接灸分为隔姜灸、隔蒜灸，是用鲜姜切成直径 2～3cm、厚约 0.2～0.3cm 的薄片，或将鲜大蒜头切成厚 0.2～0.3cm 的薄片，中间以针刺数孔，然后将姜片或蒜片置于应灸的腧穴部位或患处，再将艾炷放在姜、蒜片上点燃施灸。待艾炷燃尽，易炷再灸，直至灸完规定的壮数。

(二) 艾卷灸

1. 艾条灸

艾条灸也称温和灸，施灸时将艾条的一端点燃，对准应灸的腧穴部位或患处，约距皮肤 1.5～3cm，进行熏烤。熏烤使患者局部有温热感而无灼痛为宜，一般每穴灸 5～7 分钟，至皮肤红晕为度。

2. 雀啄灸

施灸时，将艾条点燃的一端与施灸部位的皮肤并不固定在一定距离，而是像鸟雀啄食一样，一上一下活动地施灸。另外也可均匀地上下或向左右方向移动，反复施灸。

四、艾灸的适应证与禁忌证

(一) 艾灸的适应证

同针灸、按摩、刮痧等疗法一样，艾灸的适应证十分广泛，内、外、妇、儿各科都有用武之地。失眠的患者，可选三阴交、内关、足三里、百会、四神聪等穴位进行灸治。

(二) 艾灸的禁忌证

▶ 凡暴露在外的部位，如颜面，不要直接灸，以防形成瘢痕，影响美观。

▶ 经期、妊娠期妇女的腰骶部、下腹部、乳头、阴部及男性睾丸等部位不要施灸。另外，关节部位不要直接灸。

▶ 极度疲劳、过饥、过饱、酒醉、大汗淋漓、情绪不稳，不宜施灸。

▶ 传染病、高热、昏迷、抽搐期间，或身体极度衰竭、形瘦骨立等忌灸。

▶ 无自制能力的人，如精神病患者忌灸。

艾灸具有效果明显、简便易行、经济实用的优点，几乎没有什么毒性和副作用，只要认真按照治疗原则和操作规程进行，一般不会产生不良反应。

五、艾灸治疗失眠的方案

❁ 方案1

穴位：涌泉穴。

我国现存最早的医学著作《黄帝内经》中说："肾出于涌泉，涌泉者足心也。"意思是说肾经之气犹如源泉之水，来源于足下，涌出灌溉周身四肢各处。所以，涌泉穴是防病治病的要穴，为全身腧穴的最下部，乃肾经的首穴。艾灸涌泉穴可以治神经衰弱、失眠、多眠症、高血压、晕眩、妇女病、畏寒怕冷等症。

操作方法：每晚睡前用艾条在涌泉穴灸治20分钟，可治疗失眠。施灸时，对准涌泉穴，距离1.5～3cm左右高度，让患者局部有温热感，使皮肤出现红润为度（防止被烧伤）。在治疗期间停用安眠药。患者可自己施术或由家人帮助施术。10天为疗程，一般1个疗程即可见效，中间休息2～3天，再进行第2疗程。若治疗过程中患者配合热水泡足20分钟后再灸，效果更佳。

功效：涌泉穴为足少阴肾经的井穴，具有宁神苏厥的作用，又是足少阴肾经经气所出之处，可交通阴阳，启闭开窍。《名医别录》载："艾味苦，微温，无毒，主灸百病。"综上所述，下取涌泉，以艾温通，使任、督协调，髓生脑健，心神内守，阴阳平衡，寐寤有序。所以使用本法，能取得满意的效果。

方案2

穴位：涌泉、神门、百会。

操作方法：在每晚临睡前1小时，用温热水先泡脚15分钟，然后将艾条点燃，对准双侧涌泉穴、神门穴、百会穴，每穴施灸3～5分钟。如果无效，还可以用隔姜灸的方法艾灸肓募穴，每次艾灸5～10分钟。可以调和阴阳，安神健脑。肓募穴位于腹中（肾经，取一绳，从乳头量至脐中点，截去一半，绳端置乳头上，一端向下直量，尽处是该穴，仰卧取之，左右计二穴），为脏腑之气交通的重要穴位，灸此穴能调和脏腑气血，故可艾灸治疗失眠。

方案3

穴位：大椎、命门、神阙、足三里、关元。

操作方法：睡前1～2小时热水泡脚约20分钟。泡脚后，开始艾灸，先艾灸大椎（后正中线，第七颈椎棘突下凹陷中）、神门、内关各5分钟，然后双脚脚掌相对，艾灸涌泉穴10～20分钟。如果此时睡意正浓，可以安心入睡；如果此时还很清醒，还可以用左脚脚跟部位搓右脚的脚心部位，包括涌泉穴，左右脚交替进行。这些方法治疗失眠都会有很好的效果，不要急于看到疗效，艾灸是个慢功夫，功到自然成。

方案4

穴位：百会、三阴交、内关、足三里，艾条温和灸，每穴5～10分钟，隔日一次，10次为一疗程。

操作方法同上。

六、艾灸治失眠有效率高于安眠药

失眠，又称"不寐""目不眠"，是临床常见症之一，以不易入睡或睡后易醒、醒后不能再度入睡，甚至彻夜不眠为主症。失眠可作为独立性疾病，也可为其他疾病的一个症状，该病虽不属于危重疾病，但常妨碍人们的正常学习、工作和生活，给患者带来长期的痛苦，甚至对药物产生依赖。

【临床资料】

某院收治80例失眠患者，随机分为治疗组和对照组，各40例。

主诉：睡眠紊乱，每周至少发生 3 次，并持续 1 个月以上；或是入睡困难，或是不能维持睡眠；或是睡眠质量差，日夜专注于失眠，过分担心失眠的后果；睡眠量和（或）质的不满意引起明显的苦恼或影响了社会及职业功能。

1. 操作方法

治疗组：取百会、涌泉穴。

操作：患者仰卧位，暴露百会穴及双足。点燃艾条，先灸百会穴 15 分钟，再灸涌泉穴 15 分钟。可采用雀啄灸、回旋灸。每日 1 次，10 次为 1 个疗程，2 个疗程统计治疗效果。

对照组：口服安定片 2.5mg，谷维素 20mg，维生素 B_1 片 20mg，均每日 3 次。10 天为 1 个疗程，治疗 2 个疗程。

2. 疗效判断标准

①痊愈：睡眠时间恢复正常或夜间睡眠时间 6 小时以上，睡眠深沉、醒后精力充沛。

②显效：睡眠明显好转。睡眠时间增加 3 小时以上，睡眠深度增加。

③有效：症状减轻，睡眠时间增加不足 3 小时。

④无效：治疗后失眠无明显改善或反加重者。

3. 治疗结果

治疗 2 个疗程后，比较两组有效率。

治疗组 40 例，痊愈 22 例，显效 11 例，有效 5 例，无效 2 例，总有效率 95%；对照组 40 例，痊愈 18 例，显效 8 例，有效 4 例，无效 10 例，总有效率 75%。

4. 治疗原理

中医认为，失眠的主要病机为脏腑功能紊乱，阳不入阴，阴不涵阳。治疗则以调整阴阳、泻实补虚为主。百会穴系督脉与手足三阳经之交会穴，具有调和诸经、安神健脑、镇惊息风的作用。早在明代医著《针灸大成》中就有"思虑劳伤心脾，灸百会"的记载。涌泉穴为肾经之井穴，可滋阴潜阳、交通心肾，虚则补之，实则泻之，从而阴平阳秘，失眠自愈。

现代医学认为，失眠是由于过于兴奋或激动，大脑皮层长期处于异常兴奋状态，睡眠中枢产生的冲动在皮层受到抑制，从而导致失眠发生。与睡眠有关的神经中枢包括了额叶底部、眶部皮质、视交叉上核、中脑被盖部巨细胞区、蓝斑、中缝核、延髓网状结构抑制区以及上行网状系统，其体表投影刚好集中在督脉循行路线附近。百会穴深部为大脑顶叶，艾灸百会可使气至病所，抑制大脑皮层的自发放电，使紊乱的脑功能进一步趋于平衡协调，从而起到安眠作用。

除了百会、涌泉穴以外，内关穴、足三里穴、三阴交穴、神门穴、心俞穴等，也是治疗失眠的常用穴位，建议失眠重症患者最好就医，辨证施治。

第六节　失眠的拔罐疗法

拔罐是一种越来越受人们喜欢的治病手法，很多人都认为拔罐简单、易行而选择采用。拔罐是以杯罐做工具，用加热或抽吸的办法，排除罐内的空气，使罐内出现负压，促使其吸着于体表皮肤，引起局部淤血，以达到治病目的的一种方法。我国传统使用的拔罐为火罐，近年来又发明了抽气罐。抽气罐使用起来比火罐更方便。

一、拔罐治疗的原理

按中医理论讲，拔罐具有行气止痛、祛风散寒、调理脏腑虚实、活血化瘀的作用。现代医学认为，拔罐治病的原理主要包括以下几个方面：

▶ 拔罐能使患者皮肤的毛细血管充血破裂，以至自身溶血，从而产生一种组胺和类组胺的物质。这种组胺和类组胺的物质可以被送往全身各处，刺激机体的各个器官，增强各器官的功能，起到提高机体抗病能力的作用。

▶ 拔罐可使机体局部的血管扩张，起到促进细胞组织的新陈代谢

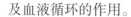

及血液循环的作用。

▶ 拔罐还具有增进人体内淋巴液的循环、促进胃肠蠕动的作用。

▶ 拔罐可以加快肌肉和各脏器官对其代谢产物的排出。

▶ 拔罐可以通过刺激患者的皮肤感受器和血管感受器，而起到调节神经系统功能的作用。

二、拔罐的方法

拔罐用的罐种类很多，如竹罐、陶罐、玻璃罐、抽气罐等。根据病情的不同，拔罐者可以采用不同的拔罐方法。

（一）留罐法

是指把罐吸附在相应位置后滞留一定时间的方法。此法适用于治疗风湿痹痛、感冒、咳嗽、胃痛、呕吐、腹痛、泄泻等病症。

（二）闪罐法

是指把罐吸附于相应位置后，用一只手压住皮肤，另一只手握住罐体快速拔开的方法。如此反复多次，直至皮肤潮红、充血或淤血为度。此法适用于治疗局部皮肤麻木、疼痛、美容等病症。

（三）走罐法

指拔罐时先在所拔部位的皮肤上涂少许凡士林（或其他润滑油）后，医者用手握住罐体，在涂有凡士林油的部位上、下或左、右往返推动。当所拔部位的皮肤红润、充血，甚至淤血时，将罐拔开。此法适用于治疗肌肉丰厚、皮肤平坦部位的病症，如脊背、腰臀、大腿等部位的酸痛、麻木、风湿痹痛等病症。

（四）刺络拔罐法

即将皮肤消毒后，用三棱针点刺出血或用皮肤针叩打后，再行拔罐，以加强刺血治疗的作用。此法多用于治疗丹毒、扭伤、乳痈等病症。

三、失眠的辨证分型与拔罐治疗方法

失眠症一般分为心脾两虚、肝郁气滞、心肾不交三型。

(一)心脾两虚型

1. 表 现

失眠伴多梦易醒、健忘、头晕目眩、肢倦神疲、饮食无味、面色少华、脘闷纳呆。

2. 治 法

(1)方法一

选穴：心俞、脾俞、内关、神门。

拔罐方法：单纯拔罐法，留罐 10 分钟，每日 1 次，5 次为 1 个疗程。

(2)方法二

选穴：足三里、三阴交、神门。

拔罐方法：单纯拔罐法，留罐 10 分钟，每日 1 次，5 次为 1 个疗程。

(二)肝郁气滞型

1. 表 现

失眠伴急躁易怒，严重者彻夜不能入睡，伴有胸闷、胁痛、不思饮食、口苦而干。

2. 治 法

(1)方法一

选穴：肝俞、内关、神门、太冲。

拔罐方法：单纯拔罐法，留罐 10 分钟。太冲穴点刺出血，以微微出血为度。

每日 1 次，5 次为 1 个疗程。

(2)方法二

选穴：肝俞、胆俞、内关、阳陵泉(当腓骨头前下方凹陷处)

拔罐方法：单纯拔罐法。每日 1 次，每次留罐 10 分钟，5 次为 1 个疗程。

(三)心肾不交型

1. 表 现

失眠伴心悸不安、口干咽燥、颧红面赤、腰膝酸软。

2. 治 法

选穴：心俞、肾俞、内关、神门。

拔罐方法：单纯拔罐法，留罐 10 分钟，每日 1 次，5 次为 1 个疗程。

四、拔罐的禁忌证

拔罐和其他治疗方法一样，也有其禁忌证。患有以下疾病的人不宜进行拔罐治疗。

▶ 患严重心脏病的人。

▶ 患有出血性疾病的人。

▶ 患有肿瘤的人。

▶ 患有活动性肺结核的人。

▶ 孕妇和经期的妇女。

▶ 患有皮肤病的人。

五、拔罐的注意事项

▶ 拔罐时应避开风口，防止受凉。

▶ 过于劳累或饮酒后不宜拔罐，以免影响疗效。

▶ 每次治疗时，留罐时间不宜过长，以 10 ~ 15 分钟为好，以免出现水泡。

▶ 拔罐的部位如果出现瘀斑、水疱(在规定时间内)属正常现象，可用消毒器具刺破水疱，涂以龙胆紫，防止感染。

▶ 用火罐时应注意勿灼伤或烫伤皮肤。

▶ 人体的眼、耳、乳头、前后阴、脐、心脏搏动处及毛发过多的部位不宜拔罐。

▶ 皮肤有溃疡、伤口的部位不宜拔罐。

典型病案

刘某，女性，39 岁。失眠 2 年，加重 1 月余，因经营亏损，思虑过度，终日不得眠，或眠后易醒，胃纳不佳，精神疲倦，心悸健忘，曾服用中、西药效果不明显。患者面色苍白，语声低微，舌淡苔白，脉细弱。

选穴：神门、内关、心俞、脾俞，采取单纯拔罐法，留罐 10 分钟，每日 1 次，5 次 1 个疗程。治疗 1 个疗程后，每夜可安睡 5 个小时，精神转佳，胃纳有所改善。继续前法治疗，连续治疗 4 个疗程后，诸症消失。

第七节　失眠的刮痧疗法

一、刮痧的基本理论与方法

(一) 刮痧治疗的原理

在中医学上，刮痧是通过经络的传导作用，促进血液、淋巴液的循环，使肌肉和末梢神经得到充分营养，促进全身的新陈代谢，从而提高人体免疫能力。所以刮痧不仅可以迅速有效地减轻疼痛及肌肉僵硬，还能消解体内暑气。刮痧是我国民间深受群众偏爱的一种自然疗法。

刮痧是以中医经络腧穴理论为指导，通过特制的刮痧器具和相应的手法，蘸取一定的介质，在体表进行反复刮动、摩擦，使皮肤局部出现红色粟粒状或暗红色出血点等"出痧"变化，从而达到活血透痧的作用。因其具有简、便、廉、效的特点，临床应用广泛，适合医疗及家庭保健。还可配合针灸、拔罐、刺络放血等疗法一同使用，以加强活血化瘀、驱邪排毒的效果。

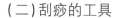

（二）刮痧的工具

1. 刮痧板

可选用硬币、瓷碗、瓷调羹、木梳背、沉木香刮板、水牛角板等，通常刮痧板多选用水牛角板。

2. 润滑剂

有水、油，如红花油、刮痧精油等。

（三）刮痧最常用的手法

刮痧手法有十几种，其中最常用的手法是：手拿刮板，治疗时手握刮板厚的一面，刮板薄的一面向外。

刮拭次序：从颈到背、腹、上肢再到下肢，从上向下刮拭，胸部从内向外刮拭。刮板与刮拭方向一般保持在45°～90°进行刮痧。刮痧板一定要消毒。刮痧时间一般为每个部位刮3～5分钟，最长不超过20分钟。对于一些不出痧或出痧少的患者，不可强求出痧，以患者感到舒服为原则。刮痧次数一般是第一次刮完等3～5天，痧退后再进行第二次刮治。出痧后1～2天，皮肤可能有轻度疼痛、发痒，这些反应属正常现象。

（四）刮拭的禁忌证

身体过瘦、皮肤失去弹性者，心脏病患者，水肿患者，血友病或有出血倾向者，小儿及年老体弱者不宜刮痧。

二、刮痧治疗失眠的常用穴位及刮拭方法

（一）刮痧治疗失眠最常用的穴位

刮痧治疗失眠最常用的穴位有心俞穴、神门穴、三阴交穴、足窍阴穴、四神聪穴。

（二）刮拭各个穴位的手法

1. 心俞穴刮痧的方法

患者俯卧，医者找到心俞穴，先涂抹适量的刮痧油，用刮痧板刮拭

心俞穴 30 次，以出痧为度，对侧以同样的方法操作。

2. 神门穴刮痧的方法

患者转成仰卧位，掌心朝上，医者找到神门穴，涂抹适量的刮痧油，用刮痧板角刮拭神门穴 30 次，可不出痧，对侧以同样的方法操作。

3. 三阴交穴刮痧的方法

医者找到三阴交穴后，涂抹适量的刮痧油，用刮痧板角刮法从上至下刮拭三阴交穴 30 次，以出痧为度，对侧以同样的方法操作。

4. 足窍阴穴(在足第四趾末节外侧，距趾甲角 0.1 寸处)刮痧的方法

医者找到足窍阴穴，涂抹适量的刮痧油，用刮痧板角刮法刮拭足窍阴穴 30 次，可不出痧。

5. 四神聪穴

该穴是健脑益脑的"良药"，刮拭时用刮痧板的棱角点压该穴的四个点，每个点按压 1 分钟，感到有酸麻困胀感即可。

三、刮痧疗法的辨证分型与治疗

(一) 肝郁化火

1. 表　现

失眠的同时还有性情急躁易怒，不易入睡，入睡后则多梦易惊醒，胸胁胀满，善太息，易生气，口苦目赤，不思饮食，口渴喜饮，小便黄赤，大便秘结，舌质红，苔黄，脉弦而数。

2. 取　穴

四神聪、风池、神门、行间、足窍阴。

3. 刮拭顺序

先点揉头顶四神聪，然后刮后头部风池，再刮前臂神门，最后刮足背部行间(在足背侧，当第一、二趾间，趾蹼缘后方赤白肉际处)至足窍阴。刮拭方法用泻法。

4. 方　义

四神聪穴宁心安神，行间平肝降火，足窍阴降胆火以除烦，风池疏

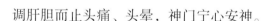

调肝胆而止头痛、头晕，神门宁心安神。

（二）心脾两虚

1. 表 现

患者不易入睡，或睡中多梦易醒，醒后再难入睡，或兼心悸、心慌、神疲、乏力、口淡无味，或食后腹胀，不思饮食，面色萎黄，舌质淡，舌苔薄白，脉象缓弱。此种不寐临床上比较多见。

2. 取 穴

脾俞、心俞、神门、三阴交。

3. 刮拭顺序

先刮背部心俞至脾俞，再刮前臂神门，最后刮下肢三阴交。刮拭方法用补法。

4. 方 义

脾俞、三阴交健脾益气养血，心俞、神门养心安神定悸。

（三）肾阴虚

1. 表 现

肾阴虚造成的失眠除了晚上睡不着外，往往还有口干舌燥、腰酸膝软、皮肤瘙痒、手足心热、耳鸣头晕等症状。另外，女性肾虚还会出现便秘、经少甚至经闭的表现。她们心情容易烦躁，注意力难以集中，记忆力减退，做起事来丢三落四，并且常感到浑身没力气。

2. 取 穴

四神聪、风池、太溪、肾俞。

3. 刮拭顺序

先点按四神聪，再刮后头部风池，然后刮背部肾俞，最后刮太溪穴。刮拭方法用补法。

4. 方 义

四神聪疏通局部气血，风池祛风活络止头痛、头晕，太溪滋阴补肾，肾俞益肾气聪耳。

第八节　失眠的贴敷疗法

贴敷疗法是以中医基本理论为指导，应用中草药制剂，施于皮肤、孔窍、腧穴及病变局部等部位的治病方法，属于中药外治法。贴敷疗法是中医治疗学的重要组成部分，并较内治法更为简便、实用，是我国劳动人民几千年来在同疾病做斗争中总结出来的一套独特的、行之有效的治疗方法。贴敷疗法简便易学，作用迅速，容易推广，使用安全，副作用极小，易为患者所接受。它不仅在外科、骨伤、皮肤、五官、肛肠科疾病的治疗方面有明显特色，而且对内科、妇科疾病也有显著疗效，尤其对老幼虚弱之体攻补难施之时或不肯服药之人、不能服药之症，更有内服法所不具有的诸多优点。因而贴敷疗法从古至今一直受医家关注，是一个值得推广的治疗方法。贴敷疗法是将中药粉末以食醋或蜂蜜或其他液体调和为膏，敷贴穴位或病变部位来治疗人体疾病的一种方法。平常敷贴最常用的是神阙穴，即肚脐，在此处敷药可以发挥多种功效，是治疗失眠的一种很好的外治方法，所以也叫脐疗。也可以敷贴相关穴位如太冲穴、涌泉穴、劳宫穴等。现将常用有效的敷贴治疗方法做一介绍。

一、桑椹子贴敷太冲穴

方药：桑椹子。

制用法：买些桑椹子，取一粒黑色的、成熟的捣烂，贴在左侧太冲穴上，外面用医用纱布和胶布固定。

不少朋友都有过这样的经历，心里有火发不出来，老是憋着，于是，晚上就失眠了。这种失眠是怒气伤肝导致的，治疗时，要先补肝。笔者通常都采用上面的方法。中医认为桑椹味甘性寒，有补血滋阴、补肝益肾等功效，自古以来就作为敛肝气的良药被广泛应用。而太冲穴是足厥阴肝经的原穴，即肝经元气汇集、留驻的地方。因此在太冲穴外贴桑椹子就能补益肝气，修复肝脏，让"魂"回到肝中。

二、丹参远志粉贴敷法

方药：丹参、远志、石菖蒲、硫黄各等量。

制用法：一起研成细末，装于干燥清洁瓶内备用。

每晚睡前取少量粉末用白酒调成膏状，敷于脐中，覆盖脐底部即可，用干净纱布填至与脐周皮肤平，然后用胶布固定，次日清晨取下。

三、黄连肉桂粉贴敷法

方药：黄连、肉桂各等量。

制用法：一起共研成细末，装于干燥清洁瓶内备用。

每晚睡前取少量粉末用蜂蜜调成膏状，敷于脐中，覆盖脐底部即可，用干净纱布填至与脐周皮肤平，然后用胶布固定，次日清晨取下。

四、中成药贴敷法

方药：朱砂安神丸，归脾丸，天王补心丹。

制用法：每次取上述丸药中任意一种的半丸，用醋调成膏状，睡前敷于脐部并用纱布及胶布固定，次日清晨取下。

五、珍珠层粉贴敷法

方药：珍珠层粉、丹参粉、硫黄粉等份。

制用法：按1:1:1比例混合均匀装于干燥清洁瓶内备用，每晚睡前取少量干粉填于脐中，用纱布及胶布固定，次日清晨取下。

六、生栀子敷涌泉穴法

方药：生栀子 10～30g。

制用法：研成细末布包，敷于两足底之涌泉穴处，每晚更换1次，1周为1个疗程，连用3个疗程。

同时劝患者解除烦恼，消除思想顾虑，避免情绪激动，睡前不吸烟、不饮酒、不喝浓茶，每天参加体育锻炼增强体质，养成良好的生活习惯。

功效：清心泻火，凉血除烦，清热化湿。

疗效：用此法治疗失眠患者 86 例，半年后随访，治愈（睡眠正常，精神好转）56 例，占 65.12%；好转（睡眠好转，生活正常）26 例，占 30.23%；无效（睡眠无改善，精神差）4 例，占 4.65%。总有效率达 95.35%。

[方源]潘金常.山栀外敷治疗青壮年失眠 86 例体会.中医外治杂志，2002，11（3）：54.

七、龙骨珍珠琥珀三粉敷劳宫穴法

方药：生龙骨 50g（研细粉），珍珠粉 10g，琥珀 10g（研细粉）。

制用法：三药合调拌匀，装瓶备用。每晚睡前取药粉 3～4g，加鲜竹沥少许调湿，分成 2 份，分别贴于掌心（握拳屈指时，位于中指和无名指指尖处），外用胶布固定，每晚换药 1 次。嘱患者睡前贴药后，用手指轮流缓慢按压贴药部位 20～30 分钟。

功效：调阴阳，理气血，和脏腑。

疗效：应用此法治疗失眠患者 18 例，时间最长 30 天，最短 7 天，平均 20 天。用药后每晚能睡 5 小时为有效，14 例；睡眠仅有轻度好转，停药易复发者为无效，4 例。

典型病案

张某，女，40 岁。1996 年 12 月 5 日初诊。患者 2 年前因受精神刺激，常失眠，心情抑郁。1995 年 10 月曾诊断为"神经衰弱"在某医院中西医治疗，好转后出院。1996 年 5 月因"失眠抑郁症"再次入某医院中医科治疗近 1 个月，睡眠有短暂改善。出院后仍常服地西泮、氯氮䓬（利眠宁）等。近来病情逐渐加重，常彻夜不寐，伴心烦、乏力，身体逐渐消瘦。检查脑电图、肝肾功能、血常规等均正常。临床予掌心贴药治疗，治疗 5 天后自述能入睡，但极易惊醒。治疗 10 天后，失眠明显改善，治疗信心大增。继续治疗 10 天，每日能保持睡眠 5～6 小时，精神较前明显好转，心烦、乏力症状基本消除，再用药 10 天，诸症消除而停药。3 个月后，睡眠再次欠佳，患者照前法用药数天，很快康复，

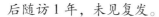
后随访1年，未见复发。

【按】中医认为失眠关键是阴阳失调、心神不安所致。如《类证治裁·不寐》指出："不寐者病在阳不交阴也。"方中生龙骨甘平无毒，能养精神、定魂魄、安五脏，使阳入阴；配琥珀镇静安神、通脐利湿，使气血调和；珍珠甘咸寒，能安养五脏，善清心、肝之火；竹沥可祛痰养血、清热除烦，用之调配药物，能保持敷药湿润，使药物均匀透达体内。四药合用，制成掌心贴药，共奏镇心安神、安养五脏、使阳入阴之效。贴药发挥的作用是多方面的，药物的作用是其中的一个方面，而贴药方法的正确运用也很重要。本组病例，在使用掌心贴药的同时，都要嘱咐患者贴药后用手指按压，这样既可使药物气味不断地通过手心进入全身，又可通过患者的自我按压活动手指，起到调阴阳、理气血、和脏腑、通经络的作用。

八、夜交藤珍珠粉贴敷法

方药：夜交藤、珍珠、合欢花、远志、何首乌、女贞子、黄连各等份。

制用法：上药共同研粉，装瓶备用。每晚睡前取药粉4g，加蜂蜜少许调膏状，选取双侧三阴交、涌泉、照海、内关穴，每晚睡前半小时贴于上述穴位，留置8小时，后揭下，7天为1个疗程，共治疗4个疗程。

疗效：应用此法治疗失眠患者54例，治疗2个疗程。痊愈3例，显效8例，有效33例，无效10例，总有效率81.48%。

九、黄连酸枣仁粉贴敷法

方药：黄连、酸枣仁、肉桂各等份。

制用法：上药共同研粉，装瓶备用。每晚睡前取药粉6g，加蜂蜜少许调膏状，腧穴选取涌泉穴（双侧）和神阙穴，每晚睡前半小时贴于上述穴位，留置8小时，后揭下，7天为1个疗程，共治疗4个疗程。

疗效：应用此法治疗失眠患者56例，治疗2个疗程，痊愈4例，显效8例，有效33例，无效11例，总有效率80.36%。

十、老年性失眠症吴茱萸贴敷法

方药：吴茱萸。

制用法：将吴茱萸研粉，装瓶备用。每晚睡前取药粉 4g，加蜂蜜少许调膏状，腧穴选取涌泉穴（双侧）、太冲、太溪，每晚睡前半小时贴于上述穴位，留置 8 小时后揭下，7 天为 1 个疗程，共治疗 4 个疗程。

疗效：应用此法治疗失眠患者 57 例，治疗 2 个疗程，痊愈 5 例，显效 11 例，有效 32 例，无效 9 例，总有效率 84.21%。

十一、朱砂黄连粉贴敷法

方药：朱砂、黄连、吴茱萸各等份。

制用法：将上药研粉，装瓶备用。每晚睡前取药粉 4g，加食醋适量，调成糊状，睡前贴敷于涌泉穴。

疗效：对 60 例失眠患者进行治疗，结果痊愈 49 例，占 81.67%。

十二、枣仁丹参膏药贴敷法

方药：炒枣仁、丹参、夜交藤各等份。

制用法：将上药共研成细末，装瓶备用。每天晚上临睡前取药末 5～10g 用蜂蜜调成药膏，贴于两侧的神门穴上，用纱布包扎，每天换药 1 次。这个方法能够养血安神，配合穴位按摩或者艾灸，效果比较理想。注：神门和内关相配，能够宁心安神，针灸医生大多把它们作为治疗失眠的主穴。

十三、中药穴位贴敷治疗失眠症 82 例

方药：生龙骨 50g，磁石 50g，琥珀 10g，远志 10g。

制用法：将上药共研细粉，用陈醋调糊状。每晚睡前先用热水泡脚 30 分钟，擦干后按摩涌泉、劳宫、内关、神阙穴 10 分钟，取中药糊剂 6g，分贴上述穴位，次晨取掉，10 天为 1 个疗程。

疗效：82 例患者中，痊愈 38 例，好转 36 例，无效 8 例。总有效率 90.24%。

［方源］王芳，李海英．中药穴位贴敷治疗失眠症 82 例护理体会．光明中医．2015，3：616 - 617.

十四、中药穴位贴敷治疗老年失眠症 50 例

方药：酸枣仁、茯神、当归、川芎、丹参各 50g，冰片 5g。

制用法：将上药共研细粉，加熟凡士林制膏，制成 2cm×2cm 大、厚 0.5cm 的药饼，每晚睡前先用热水泡脚 20 分钟，擦干后取药饼在涌泉、劳宫、内关、神阙穴贴，次晨 8 点取掉，10 天为 1 个疗程，共治疗 3 个疗程。

疗效：57 例患者中，疗效显著 47 例，其中男 19 例，女 28 例。

［方源］冯运会，曹红军，孙皓，等．中药穴位敷贴治疗老年失眠症 50 例．临床合理用药，2013，12（6）：46.

十五、足底穴位贴敷治疗老年失眠症 60 例

方药：朱砂 2g，黄连 2g，吴茱萸 2g。

制用法：将上药共研细粉，加食醋制糊状。每晚睡前，取药糊贴敷于涌泉穴，次晨 8 点取掉，7 天为 1 个疗程。间隔 3 天，进行第 2 疗程，共治疗 3 个疗程。

疗效：60 例中，痊愈 49 例（81.67%），显效 5 例（8.33%），有效 3 例（5.00%）。总有效率 95.00%。

［方源］许幸仪，王春雷．足底穴位贴敷治疗老年失眠症 60 例．现代中西医结合杂志，2003，21.2344.

典型病案

张某某，男，46 岁，个体经营者，住西安市西咸新区。10 年前开了个机械加工厂，因工作紧张，经常通宵达旦，睡眠越来越差，经常出现睡不着的现象，有时到凌晨一两点还睡不着，在床上翻来覆去，心情甚为烦躁，伴有心烦多梦，心悸健忘，眩晕耳鸣，口干咽燥，腰膝酸软，潮热盗汗，小便短赤。多次去医院检查，也查不出什么大毛病。口服安定片，开始还有效，时间一长就不灵了，又改服阿普唑伦、天王补

心丹等，但只能暂时缓解失眠，不能从根本上解决问题。后来，这名患者在一位朋友的介绍下来找我，要求用中药治疗，我给他讲了有关脐疗法的知识，并采用用黄连酸枣仁粉贴敷法进行治疗，方药为黄连、酸枣仁、肉桂各50g，研粉收瓶备用。并嘱其每晚睡前做好以下几件事：不再抽烟喝酒，睡前绝对不能喝茶；睡前用热水泡脚20分钟，泡脚时用手揉搓涌泉穴；泡完脚后，取药粉6g，加蜂蜜少许调膏状，贴敷神阙穴，敷盖纱布，用胶布固定，次晨8点揭下，7天为1个疗程。这样治疗4次后，患者自觉心情有所舒缓，一夜能睡4~5个小时，治疗到第10次后，一夜能睡6~7个小时，患者自觉精神饱满，食欲佳，睡眠也恢复正常。

【按】该病例辨证为心肾不交型失眠症，故选用黄连酸枣仁粉贴敷治疗，该方实际上是交泰丸加酸枣仁组成的方剂，所贴肚脐没有皮下脂肪，血管非常丰富，所以药物易于渗透。此类患者多伴有心烦多梦、心悸健忘、眩晕耳鸣、口干咽燥、腰膝酸软、潮热盗汗、小便短赤等。用交泰丸敷脐，对由心肾不交引起的失眠有良好的疗效。因黄连是极其苦寒之药，而肉桂性热、温补，黄连苦寒以清心火，肉桂辛热以温肾阳，将二者调和敷在肚脐里面，能够清心火、温肾阳，是治疗心肾不交的绝妙处方。再加上宁心安神的酸枣仁，三药合力，可使睡眠恢复。方法是用适量蜂蜜与上述药粉调和为膏，敷于肚脐，使阴阳相接，心肾交合。每天晚上，将药膏塞到肚脐里面，然后用纱布覆盖，再用医用胶布固定，每晚换药1次。一般情况下，4天就可见到效果，再用一周巩固疗效，便可以了。

第九节　失眠的药枕疗法

用药枕治疗失眠症在我国已有悠久的历史，它是通过中草药发出的特殊气味来治疗疾病的方法。用药枕来治疗神经衰弱，是近几年来通过临床验证、疗效确切的治疗方法之一。它安全适用，省时省力，疗效确切，深受患者欢迎。

失眠症的发病率仅次于头痛、感冒，是一种常见病。虽不是什么不治之症，但严重地影响着人们的学习、工作和生活质量。对于失眠的治疗，除了用中西药、针灸、按摩、理疗等方法治疗外，还可以用自制药枕、饮药茶等方法来进行调理。药枕所用的中药基本上都具有安神镇静的作用，这些中药对相应症状有治疗功能，所散发出来的气味能够通过呼吸被人体吸收，起到催眠及缓解症状的作用，配以药茶，两者相辅相成，能取得更好效果。药枕的使用方法极为简单，只需每次睡觉时，将药枕置于头下，即可使药枕发挥作用。使用时，间隔的布层不宜过多，最好直接枕于头下，以免影响药效的发挥。由于中药吸收人体汗气较强，一般一个药枕用1个月便需更换一次药物，这样才能取得更好的疗效。药枕保健法不同于内服中药，其作用较缓慢，一般要连续使用2～3个月后才会有明显的效果或其效果才能巩固。药枕可根据临床辨证分型的不同或者根据临床症状的不同配制成各种不同类型，兹分别予以介绍。

一、辨证分型类药枕

（一）肝火扰心证

表现：失眠多梦，甚至彻夜不眠，急躁易怒，伴头晕头胀，目赤耳鸣，口干口苦，食欲不振，大便干，小便黄，舌红苔黄。

❁ 藤明麻叶枕

成分：钩藤500g，罗布麻叶1200g，决明子1000g。

制用法：将上述药物晒干，钩藤与罗布麻叶粉碎成粗末，与决明子混匀后，用纱布包裹缝好，装入枕芯中，制成药枕。

❁ 药茶方用珍珠母远志茶

成分：珍珠母25～50g，远志3g，酸枣仁9g，炙甘草5g。

用法：将上述药物水煎煮，代茶饮。每日1剂，分早晚2次饮用。

（二）痰热扰心证

表现：心烦失眠，胸闷胃满，恶心嗳气，伴口苦，头重目眩，舌偏红，苔黄腻。

❀ 化痰定眩枕

成分：白芥子 1000g，皂角 100g，郁金 200g，石菖蒲 200g，陈皮 500g，大茴香 50g，冰片 20g。

制用法：将上述药物晒干或烘干，研成细末，装入枕内，制成药枕。

❀ 药茶方用天竹黄茶

成分：天竹黄 10g，生姜 3 片。

用法：将上述两味药放入杯中，用沸水冲沏，代茶饮用，每日 1 剂。

(三)心肾不交证

表现：心烦失眠，入睡困难，心慌多梦，伴头晕耳鸣，腰腿酸软，潮热盗汗，五心烦热，咽干舌燥，男子遗精，女子月经不调，白带色黄，舌红苔少。

❀ 滋阴潜阳药枕

成分：秦艽 150g，地骨皮 200g，青蒿 300g，柴胡 80g，知母 60g，牡丹皮 80g。

制用法：将上述药物晒干或烤干，研成粗末，装入布袋，制成药枕。

❀ 药茶方用莲子心甘草茶

成分：莲子心 5g，生甘草 3g。

用法：将上两味药放入杯中，用沸水沏，每日 1 剂，代茶饮用。

(四)心脾两虚证

表现：不易入睡，多梦易醒，心慌健忘，疲倦食少，伴头晕目眩，四肢无力，腹胀便溏，面无光泽，舌淡苔薄。

❀ 归芪补虚枕

成分：当归 500g，黄芪 500g，甘松 200g，白术 300g，茯苓 300g，熟地黄 300g，仙鹤草 300g，大枣 200g，葛根 100g。

制用法：将上药分别烘干，研成粗末，混合均匀后用纱布包裹起来，缝住边缝，制成薄型的枕芯，置于普通枕头的上面使用。

治疗原则：健脾养心，补益气血。

主治：心脾两虚证，多思善疑，头晕神疲，心悸胆怯，失眠，健忘，纳差，面色不华，舌质淡，苔薄白，脉细。

✿ 药茶方用桂圆枣参茶

成分：桂圆肉 50g，酸枣仁 50g，太子参 30g。

用法：将上述三味药用水煎取汁，睡前半小时温服。

(五)心胆气虚证

表现：心烦失眠，遇事易惊，心慌胆怯，紧张不安，伴自汗气短，倦怠乏力，舌淡苔白。

✿ 酸枣仁琥珀枕

成分：琥珀 50g，夜交藤 300g，酸枣仁、枸杞子、蚕沙各 200g。

制用法：将前四味药一起研成粗末，将药末与蚕沙混合均匀，装入枕芯中，制成药枕。每隔 30 天换 1 次药物。

✿ 药茶方用小麦甘枣茶

成分：小麦 60g，炙甘草 15 g，大枣 20g，百合 40g。

用法：水煎煮取汁，每日 1 剂，代茶饮。

(六)阴虚火旺证

表现：心烦失眠，入睡困难，五心烦热，盗汗，口咽干燥或口舌糜烂，舌红或舌尖红，苔少。

✿ 黑豆磁石枕

成分：黑豆 1000g，磁石 1000g。

制用法：将黑豆打碎成粗末，磁石打碎成米粒大小，混匀后装入枕芯制成药枕，令患者睡觉时枕之。

✿ 药茶方用麦合地枣茶

成分：小麦 50g，甘草 15g，百合 25g，生地黄 25g，大枣 10g。

用法：大枣去核后与上述诸药混合，加水适量煎煮，煎煮两次，两次取汁合并即可。每日1剂，分两次饮。

(七)胃气不和证

表现：失眠多梦，胃腹胀满或胀痛，时有恶心呕吐，泛酸胃灼热，大便异臭或便秘，舌苔黄腻或黄燥。

❋ 麻蒲双叶枕

成分：天麻80g，石菖蒲100g，桑叶200g，荷叶200g，竹茹100g。

制用法：将竹茹捣烂成绒，其他药物分别晒干，粉碎成粗末，混匀后用纱布包裹缝好，装入枕内，制成药枕。

❋ 药茶方用山楂核柿叶茶

成分：山楂核、柿叶各30g。

制用法：将山楂核捣碎，柿叶切碎，一同放入保温杯中，冲入沸水，加盖温浸30分钟。代茶饮用，每日1剂。

二、不同证候的自制药枕

(一)养心安神药枕

主治：神经衰弱导致的失眠、心烦、心悸等。

处方：夜交藤200g，合欢花60g，酸枣仁、柏子仁、五味子各30g，石菖蒲50g，远志50g。

制用法：将上药共粉为粗末，装入布袋内，纵横缝纫，铺上枕巾，当睡枕用，一般可用3个月。

(二)安神药枕

主治：失眠多梦。

处方：白菊花100g，灵磁石100g，合欢花100g，夜交藤100g，朱染灯心30g，石菖蒲60g，远志60g，公丁香30g，白檀香20g，冰片10g（另包和入）。多梦加生龙骨100g，生龙齿60g。

制用法：上药共研粗末，和入冰片，装于布袋内，纵横缝纫，铺上枕巾，当睡枕用，一般可用3个月。

（三）荷叶夏枯草药枕

主治：高血压，高血脂，失眠。

处方：荷叶100g，夏枯草1000g。

制用法：将上述药物晒干或烘干，研成粗末，装于布袋内，纵横缝纫，铺上枕巾，当睡枕用，一般可用3个月。

（四）灯心枣仁枕

主治：失眠多梦，心神不宁。

处方：灯心草100g，酸枣仁150g。

制用法：研为粗末，装入布袋中，制成枕芯，每晚作枕用，每月更换1次药物，连续用2～3个月。此药枕具有清心、除烦、安神等作用。

（五）决明子滁菊枕

主治：失眠，头晕，高血脂。

处方：决明子、滁菊花、灯心草各150g。

制用法：共为粗末，做成枕芯。

（六）治神经衰弱药枕

主治：各种原因所致的神经衰弱。

处方：夜交藤200g，合欢皮、柏子仁、酸枣仁、五味子、丹参、黄菊花、香附、竹茹各100g，磁石50g（或用直径4～5cm的小磁铁一块）共装入枕中。

制用法：将除磁石之外的所有药物研为粗末，做成枕芯。

本方有疏调气机、滋阴、调血安神、交通阴阳二气的功效。对于头痛、头晕、多梦、耳鸣、心烦、失眠的神经衰弱患者，有较好的疗效。

（七）绿豆衣胆草枕

主治：视神经衰弱，视力模糊。

处方：绿豆衣、龙胆草、桑叶、地骨皮、菊花、决明子各150g。

制用法：将上药共为粗末，装袋制成药枕，当睡枕使用。

(八)柏子枣仁枕

主治：头痛头晕，耳鸣多梦，心烦不安，失眠健忘。

处方：夜交藤 100g，合欢皮 100g，柏子仁 80g，酸枣仁 80g，五味子 80g，丹参 70g，菊花 80g，香附 50g，竹茹 80g。

制用法：将上药共研粗末，制成药枕，当睡枕用。这种药枕有疏调气机、滋阴养血安神、交合阴阳的功效。对于上述神经衰弱者，有明显作用。

第十节　失眠的食疗法

失眠的发生给我们的日常工作和生活带来了很大的影响，长期失眠会导致全身乏力无劲，那么该怎么治呢？因每个人失眠的病因不同，因此所选的治疗方法也就各不相同了。无论是哪种类型失眠，在治疗的同时还可以配合一些饮食调理，也就是食疗，即营养疗法，对促进病情的康复会有很大的帮助。现在我们就具有安神作用的食物予以介绍，以便患者选用。

一、具有安神催眠作用的食物

(一)牛　奶

晚上睡前半小时可饮用一杯温热牛奶。一是牛奶对缺钙性失眠的患者有帮助；二是牛奶中的酪蛋白进入人体，能够促进大脑神经细胞分泌出使人产生睡意的神经递质 5 - 羟色胺，可以促进睡眠。牛奶中色氨酸是人体八种必需的氨基酸之一，它不仅有抑制大脑兴奋的作用，还能使人产生疲倦感。它是体内不可缺少的氨基酸之一，一杯牛奶中的含量足够起到使人安眠的作用，可使人较快地进入梦乡。

(二)大　枣

大枣对神经衰弱、心烦和失眠效果好。睡前可用大枣 30～60g，加白糖少许和适量水煎服。大枣中含有蛋白质、糖、维生素 C、钙、磷、铁等有益物质，具有补脾安神的作用，晚饭后用大枣加水煎汁服用或与百合煮粥食用能加快入睡时间。

（三）碱性水果

如果是因过度疲劳而导致失眠，患者可吃一些苹果等碱性水果，有抗肌肉疲劳的作用。苹果浓郁的芳香对人的神经有很强的镇静作用，能催人入眠。

（四）碳水化合物

某些碳水化合物也具有安眠的作用，如大米、小米、麦子等。用小米煮粥当晚餐，易安然入睡。小米不仅含有丰富的营养成分，其色氨酸的含量在所有谷物中也是独占鳌头，每百克中色氨酸含量高达 202mg，是其他谷类食物无法比拟的。另外，小米富含易消化的淀粉，进食后能使人产生温饱感，可促进人体胰岛素的分泌，进一步提高脑内色氨酸的含量，帮助缓解失眠症状。中医认为，小米具有健脾、和胃、安眠等功效。食法：取小米适量，加水煮粥，晚餐食用或睡前食用，可收安眠之效。

（五）莲子、龙眼、桂圆、百合

莲子、龙眼、桂圆、百合均清香可口，具有补心脾、养血安神等功效，能够起到催眠作用，都可以单独用水煎汤饮用。近年来，试验证实，莲子中含有的莲子碱、芳香苷等成分有镇静作用，食用后可促进胰腺分泌胰岛素，进而可增加 5 - 羟色胺的供给量，故能使人入睡。

（六）核　桃

核桃在临床上被证明可以改善睡眠质量，因此常用来治疗神经衰弱、失眠、健忘、多梦等症状。研究表明，核桃含有相当多的褪黑激素，能够帮助人们入眠。褪黑激素是一种调节人体睡眠节律的激素。白天，人脑会分泌少量这种物质，而到了晚上则会分泌很多。夜间褪黑激素的增加是良好睡眠的重要保障。

核桃被誉为"长寿果"。每 100g 核桃中，含脂肪 20 ~ 64g，脂肪中 71% 为亚油酸，12% 为亚麻酸；蛋白质含量约 15 ~ 20g，蛋白质亦为优质蛋白，核桃中脂肪和蛋白是大脑最好的营养物质；糖类含量约 10g。核桃中还含有钙、磷、铁、胡萝卜素、核黄素(维生素 B_2)、维生素 B_6、维生素 E、胡桃叶醌、磷脂、鞣质等营养物质。

(七)香 蕉

香蕉中含有能让人远离忧郁情绪的维生素 B_6 和使人精神愉悦的5 - 羟色胺，可以有效地使人远离忧郁症状，促进睡眠。

(八)葡 萄

葡萄中含有能辅助睡眠的物质(抗氧化剂)和酒精，其所含有的褪黑素含量可能更高一些。法国科学家发现，葡萄能像阿司匹林，更好地阻止血栓形成，并且能够降低人体胆固醇水平，降低血小板聚集力，对防治心脑血管病有一定作用。

(九)莴 笋

莴笋中有一种乳白色浆液，具有安神镇静作用，且没有毒性，最适宜神经衰弱的失眠者。使用时，把莴笋带皮切片煮熟喝汤，特别是睡前服用，更具有助眠功效。

二、失眠食疗方

(一)核桃芝麻桑叶膏

核桃仁配以黑芝麻、桑叶各 50g，捣成泥，每次服 15g。

(二)大枣百合粥

百合 50g 克，大枣 10 枚，加水煎汁服用，能加快入睡时间，也可用百合煮粥食用。

(三)蜂蜜酸枣仁糖水

可取 1～3 茶匙蜂蜜，将酸枣仁(打粉)10g、糖适量加入，冲水，临睡前喝一杯。

(四)瘦肉莲子羹

取瘦猪肉片 250g，莲子肉 50g，加水炖熟，调味服食。

（五）桂圆大枣粥

取桂圆肉 15 枚，红枣 7 枚，与粳米 50g 加水煮粥，每日 2 次。桂圆具有良好的滋养补益作用。可用于心脾虚损、气血不足所致的失眠、健忘、惊悸、眩晕等症。特别对于劳心之人，耗伤心脾气血，更为有效。

服法如下：

（1）每晚睡前吃 10 个桂圆，可养心安神，治疗心悸失眠。

（2）龙眼 30 个取果肉，红枣 10 枚撕破，用粳米 100g，煮粥 2 碗，加适量红糖，早晚各吃 1 碗。可补脾生血，养心增智，老年人尤宜。

（3）每晨用龙眼 10 枚取果肉，煮荷包蛋 2 个，加适量白糖，空腹吃。可补脾养心，生血益气。

（4）龙眼肉 200g，加高粱白酒 500mL，泡 1 个月。每晚临睡时饮 15mL，可消除疲劳，安神定志。

（六）酸枣仁粥

取酸枣仁末 15g，粳米 100g，先以粳米煮粥，临熟时下酸枣仁末再煮，空腹食用。具有宁心安神的作用。适用于心悸、失眠、多梦、心烦。

（七）秫米粥

取秫米 30g，制半夏 10g。先煎半夏去渣，再入米煮作粥。空腹食用具有和胃安眠的作用。适用于食滞不化、胃中不适而引起的失眠。

（八）远志莲粉粥

处方：远志 30g，莲子 15g，粳米 50g。

制用法：先将远志泡去心皮，与莲子均研为粉，再煮粳米粥，候熟，入远志和莲子粉，再煮一二沸。随意食用。

功效：补中益心志，聪耳明目。适用于健忘、怔忡、失眠等症。

（九）小米粥

取小米 50g，鸡蛋 1 个。先以小米煮粥，取汁，再打入鸡蛋，稍煮。

临睡前以热水泡脚，并饮此粥，然后入睡。具有养心安神的作用，适用于心血不足、烦躁失眠。

(十)小米枣仁粥

取小米 100g，枣仁末 15g，蜂蜜 30g。小米煮粥，候熟，入枣仁末，搅匀。食用时，加蜂蜜，日服 2 次。具有补脾润燥、宁心安神的作用，治纳食不香、夜寐不宁、大便干燥。

(十一)夜交藤粥

处方：夜交藤 60g，粳米 50g，大枣 2 枚，白糖适量。

制用法：取夜交藤用温水浸泡片刻，加清水 500mL，煎取药汁约 300mL，加粳米、白糖、大枣，再加水 200mL，煎至粥稠，盖紧焖 5 分钟即可。每晚睡前 1 小时，趁热食，连服 10 天为一疗程。

功效：具有养血安神、祛风通络的作用。适用于虚烦不寐、顽固性失眠、多梦症以及风湿痹痛。

(十二)八宝粥

处方：芡实、薏仁米、白扁豆、莲肉、山药、红枣、桂圆、百合各 6g，大米 150g。

制用法：先将各药煎煮 40 分钟，再加入大米继续煮烂成粥。分顿调糖食用，连吃数日。

功效：具有健脾胃、补气益肾、养血安神的作用。适用于失眠以及体虚、乏力、虚肿、泄泻、口渴、咳嗽少痰等。

(十三)乌灵参炖鸡

处方：取鸡 1 只，乌灵参 100g，酒、姜、葱、盐各适量。

制用法：

(1)乌灵参用温水浸泡 4~8 小时，洗净切片，放入鸡腹内。

(2)将鸡放入砂锅内，清水淹过鸡体，放入酒、姜、葱适量，旺火烧开后，改文火清炖，待鸡熟后，加盐少许即成。每日 2 次，食鸡肉，饮汤。

功效：具有补气健脾、养心安神的作用。适用于神经衰弱。

（十四）茯苓饼

取茯苓细粉、米粉、白糖各等份。上三味加水适量，调成糊，微火在平锅里摊烙成极薄的煎饼，可经常随量吃。具有健脾补中、宁心安神的作用，适用于气虚体弱所致的心悸、气短、神衰、失眠以及浮肿、大便溏软等。

（十五）桑椹茶

处方：桑椹 15g。

制用法：以桑椹煮水代茶饮。

功效：滋补肾阴，清心降火。

（十六）鲜藕催眠

藕中含有大量的碳水化合物及丰富的钙、磷、铁和多种维生素，具有清热、养血、除烦等功效，可治血虚失眠。

食法：取鲜藕 100g，以小火煨烂，切片后加适量蜂蜜，可随意食用。

（十七）葵花籽催眠

葵花籽富含蛋白质、糖类、多种维生素和多种氨基酸及不饱和脂肪酸等，具有平肝、养血、降低血压和胆固醇等功效。每晚食用，有很好的安眠功效。

（十八）芹菜枣仁汤

处方：取芹菜 200g，枣仁 20g，食盐、味精、麻油各适量。

制用法：将芹菜洗净切碎，酸枣仁捣碎，装入纱布袋内，扎口，与芹菜一起放锅内，加水 600mL 烧开，煎至 300mL，取出纱布袋，下盐、味精、麻油搅匀，分两次趁热吃芹菜，喝汤。

功效：用于失眠、神经衰弱，也用于高血压症。

（十九）柏子仁粥

处方：取柏子仁 10～15g，粳米 50～100g，蜂蜜适量。

制用法：将柏子仁、粳米洗净，放入锅内，加水煮粥，粥成后加入蜂蜜搅匀，分 2 次一日内服完。

功效：养心安神，润肠通便。

主治：失眠，健忘，便秘。

(二十) 桑椹糯米粥

处方：鲜桑椹、粳米各 100g，白糖适量。

制用法：将桑椹择去果柄，米淘净，同入锅中，加水烧开，加糖熬制成粥，分两次趁热空腹服用。

功效：安神镇静。

主治：失眠，肾虚耳鸣。

(二十一) 桂圆莲子粥

处方：桂圆 15g，莲子 20g，红枣 10 枚，粳米 100g。

制用法：将桂圆、红枣、粳米洗净入锅，加水烧开煮粥，分两次早晚热食。

功效：养心安神，健脾补血。

主治：失眠健忘，心悸，自汗。

(二十二) 糯米山药莲子粥

处方：鲜怀山药 90g (切片)，莲子 30g，糯米 150g，糖渍桂花少许。

制用法：将山药、莲子、糯米洗净入锅，加水煮粥，粥成入桂花。分两次热食。

功效：补中益气，健脾养胃，宁心安神。

主治：失眠健忘，气短纳差。

(二十三) 龙眼洋参饮

处方：龙眼肉 30g，西洋参 6g，白糖少许。

制用法：将西洋参浸润切片，龙眼肉、西洋参去杂质洗净，放入盆内，加入白糖，再加适量水，然后放置于沸水锅蒸 40～50 分钟即成。早晚服用，吃西洋参和龙眼肉，饮汤。

功效：养心血，宁心神。

三、失眠辨证施治的食疗方法

按照中医学辨证施治的原则，不同类型的失眠患者，也有不同针对性的食疗方法。

(一)肝火扰心型失眠食饮疗法

1. 莲心茶

[配方]莲子心 3g，黄芩 2g。

[用法]将莲子心及黄芩放入茶杯中，沸水冲泡，加盖焖 10 分钟即成。代茶，频频饮用。

[功效]清心泻火，解热催眠。适用于心火炽盛型失眠症。

2. 芹菜蒲公英汁

[配方]新鲜芹菜 250g，新鲜蒲公英 300g。

[用法]将芹菜(包括根、茎、叶)洗净，沥干，放入沸水中烫泡 3 分钟，与洗净的新鲜蒲公英一同切细后捣烂取汁。上下午分服。

[功效]平肝泻火，降压宁神。适用于肝郁化火型失眠症，对伴有高血压者尤为适宜。

3. 酸枣柏仁粥

[配方]酸枣仁 40g，柏子仁 30g，粳米 100g。

[用法]先将酸枣仁(生熟均可)、柏子仁捣碎，浓煎取汁。再将粳米洗净入锅，加水适量煮粥，待米半生半熟时，加入药汁，同煮为粥。

[功效]养肝宁心，安神止汗。适用于老年性失眠、心悸怔忡、自汗盗汗等。

4. 甘麦百枣粥

[配方]小麦 60g，炙甘草 20g，大枣 30g，干百合粉 30g，茯苓 15g，粳米 100g，磁石 30g，糖桂花 3g，白糖 30g。

[用法]茯苓与炙甘草打碎成粉，粳米淘洗干净。将小麦与炙甘草、磁石一起用水 1500mL 煮 30 分钟，用纱布滤过取汁，弃药渣。将药汁放入高压锅内，加上粳米、大枣、百合粉、茯苓粉，盖上盖子用大火烧开，转用小火煮 30 分钟后离火，放置 15 分钟后可打开锅盖。吃时在碗

中撒上少许糖桂花和白糖即成。

[功效]养心益智。适用于心神不宁、失眠多梦。

5. 芹菜茯苓茶

[配方]芹菜200g，茯苓15g，天花粉10g，麦冬10g。

[用法]将茯苓、天花粉、麦冬分别洗净，晒干或烘干，共研成粗末，一分为二，装入绵纸袋中，挂线封口，备用。将芹菜择洗干净，连根、茎、叶一起切碎，或切成粗末，放入砂锅，加足量清水（约2500mL），大火煮沸后，改用小火煨煮30分钟，用洁净纱布过滤，收取汁液，一分为二，装入瓶中，收贮入冰箱待用。冲茶饮，每日2次，每次取一袋药茶末放入杯中，另取一瓶芹菜煎汁，入锅，煮沸后立即冲泡药茶，加盖焖15分钟即可频频饮用。

[功效]滋阴平肝，降火安神。适用于阴虚火旺型失眠症，对伴有高血压病者尤为适宜。

6. 黄连枣仁茶

[配方]川黄连2g，酸枣仁10g。

[用法]将酸枣仁打碎，与川黄连同入杯中，用沸水冲泡，加盖焖10分钟即成。代茶，频频饮用，可连续冲泡3～5次。

[功效]清心泻火，补心安神。适用于心火炽盛型失眠症，对伴有胃炎、舌炎者尤为适宜。

7. 黑豆浮小麦茶

[配方]黑豆30g，浮小麦30g，莲心1g，黑枣7枚。

[用法]将上述四味放入锅中，加水500mL，煎煮取汁约250mL，并调入冰糖，代茶频饮。

[功效]滋阴平肝，清泻心火。适用于阴虚火旺型失眠症，对伴有高血压病、舌炎、烦躁者尤为适宜。

8. 百合炒芹菜

[配方]芹菜500g，鲜百合200g，干红辣椒2个，精盐2g，味精2g，白糖10g，黄酒5mL，植物油10mL，葱花、生姜末各适量。

[用法]将芹菜摘去根和老叶，洗净放入开水锅中烫透捞出，沥净

水。大棵根部(连同部分茎)竖刀劈成 2～3 瓣，再横刀切成约3cm 长的段。百合去杂质后洗净，剥成片状。干红辣椒去蒂、去子洗净，切成细丝备用。炒锅上火，放油烧热，下葱花、生姜末、红干椒丝炝锅。随即倒入百合、芹菜。继续煸炒透，烹入黄酒，加入少话白糖、精盐、味精和清水，翻炒几下，出锅装盘即成。佐餐食用。

[功效]降压安神，养阴润肺。适用于虚火上升、心烦而致的失眠症。

9. 羊脑二耳香菇粥

[配方]羊脑 1 具，银耳、黑木耳、香菇各 10g，粳米 100g，姜丝、麻油、精盐、味精各适量。

[用法]①将羊脑除去筋膜，洗净切成小片；银耳、黑木耳分别水发，去蒂，洗净切丝；香菇水发去柄，洗净切丝。②将粳米淘净，加水1000mL，大火烧开后，加入羊脑、银耳、黑木耳、香菇和姜丝，转用小火慢熬成粥，放入精盐、味精，淋麻油，调匀。

[功效]此粥镇静安神，滋阴健脑。适用于阴虚阳亢型神经衰弱，症见心悸、失眠者。

10. 小麦红枣竹丝鸡汤

[配方]竹丝鸡肉 500g，小麦 90g，红枣 12 枚，百合 60g，龙眼肉 15g。

[用法]①将竹丝鸡洗净，切块；小麦、红枣(去核)、百合、龙眼肉洗净。②把全部原料放入锅内，加清水适量，文火煲 2 小时，佐餐食用。

[功效]清心安神，养肝缓急。适用于肝气虚而致失眠、脏躁，症见言行失常，无故悲伤，精神恍惚，心中烦乱，失眠多梦，坐卧不安，喜怒无常，大便干硬，舌红少苔，脉细而数。对于更年期综合征、经前期紧张症、癔症、精神分裂症、神经衰弱、脑动脉硬化、酒精中毒性精神病等属于心阴不足、神不守舍症者，可用本汤治之。

（二）痰热扰心型失眠食饮疗法

1. 石菖蒲橘皮茶

[配方]鲜石菖蒲25g，鲜橘皮20g。

[用法]秋、冬两季挖采石菖蒲后，去除泥土和须根，洗净，切段，放入温开水中浸泡片刻，捞出后与洗净的鲜橘皮一同捣烂，榨取鲜汁，加适量温开水再捣取鲜汁1次，合并汁液即成。上下午分服。

[功效]化痰解郁，宁心催眠，健脑益智。适用于脑力劳动者养生健脑。

2. 茉莉菖蒲茶

[配方]茉莉花2g，石菖蒲2g，绿茶3g。

[用法]按上述三味药物用量比例加10倍量，研成粗末。每次用量10～20g，放暖水杯中，冲入沸水，加盖焖10分钟后即可。代茶随意频饮。

[功效]理气、化湿、安神。主治心悸健忘、失眠多梦、神经官能症等。本方中的茉莉花有理气开郁、辟秽、和中的功效；配开窍理气的石菖蒲，清头目、除烦渴的青茶，可以使气机舒畅，情绪安定。

3. 菖蒲酒

[配方]石菖蒲25g，白酒500mL。

[用法]将石菖蒲洗净，切成片，用纱布袋包起扎紧口，放入盛有白酒的瓶中，浸泡半月即可。每次10mL。

[功效]祛痰开窍，定志安神，健脾化湿。适用于痰迷中风、癫证、狂证及痰扰心神之惊悸、失眠、健忘等，还可用于湿困脾胃之纳呆、困倦等。

[宜忌]阴虚阳亢者忌食。

4. 远志郁金饮

[配方]远志10g，郁金10g，蜂蜜20g。

[用法]将远志、郁金晒干，切片，入锅，加适量水，煎煮1小时，去渣取汁，待药汁转温后调入蜂蜜即成。上下午分服。

[功效]化痰解郁，宁心催眠。适用于痰热内扰型失眠症。

5. 竹沥小米粥

[配方]竹沥水 20mL，粟米 50g。

[用法]将小米淘洗干净入锅，加适量水，大火煮沸，改小火煮至粥稠，粥将成时加入竹沥水，搅匀即成。早晚分食。

[功效]清热化痰，和胃宁神。适用于痰热内扰型失眠症，对伴有呕吐者尤为适宜。

6. 芹菜陈皮粥

[配方]新鲜芹菜 150g，陈皮 5g，粟米 100g。

[用法]将芹菜洗净，除去根，切成粗末，备用。将陈皮洗净后晒干，研成细末，待用。将粟米淘洗干净，放入砂锅，加适量水，大火煮沸后，改用小火煨煮 30 分钟，调入芹菜粗末，拌匀，小火煨煮至沸，加陈皮粉末，拌匀即成。早、晚分食。

[功效]平肝清热，降压和胃。适用于痰热内扰型失眠症，对伴有高血压者尤为适宜。

7. 竹茹麦枣茶

[配方]竹茹 5g，麦冬 10g，小麦 30g，红枣 6 枚，炙甘草 2g。

[用法]将红枣洗净，去核切碎，与其他原料一起放入茶杯内，倒入沸水，加盖焖 15 分钟即成。代茶，频频饮用。

[功效]清热和胃，养阴补气。适用于痰热内扰型失眠症，对伴有心慌、盗汗者尤为适宜。

8. 黄连菖蒲茶

[配方]黄连 2g，石菖蒲 3g，酸梅肉 5 个，红糖适量。

[用法]将黄连、石菖蒲、酸梅肉放入锅中，加水煎汤，去渣取汁，调入红糖即成。代茶，频频饮用。

[功效]清热通窍，养阴和胃。适用于痰热内扰型失眠症，对伴有胃炎、耳鸣者尤为适宜。

9. 竹茹芦根粥

[配方]竹茹 15g，鲜芦根 150g，粳米 50g。

[用法]将鲜芦根洗净后切小段，竹茹拣净杂质，放入砂锅中，加

水煎煮 20 分钟，取汁备用。将淘净的粳米放入砂锅中，加水煮至粥将成时，调入药汁，拌匀后以小火煨煮 10 分钟即成。睡前 1 小时食用。

[功效]清热化痰，和胃宁神。适用于痰热内扰型失眠症，对伴有呕吐者尤为适宜。

(三)心脾两虚型失眠食饮疗法

1. 玄参龙眼粥

[配方]玄参、龙眼肉各 10g，糯米 100g，白糖适量。

[用法]①将龙眼肉与玄参一同冲洗干净，切成小块；糯米淘洗干净。②取锅放入清水、玄参、龙眼肉和糯米，先用旺火煮沸后，再改用小火煮至粥成，以白糖调味后进食。

[功效]养心安神，补脾止泻。适用于秋季心阴虚引起的面色不华、目暗不明、心悸、失眠健忘、脾虚泄泻、体虚多汗、入夜盗汗、神经衰弱，并为体质虚弱者常用的补养强壮保健食品。

2. 茯苓龙眼肉粥

[配方]茯苓 30g，龙眼肉、粳米各 100g，白糖适量。

[用法]将粳米淘洗干净，放入砂锅，加适量水，再放入龙眼肉、茯苓末共煮成粥，放入白糖即成。

[功效]益心脾，安心神。适用于心悸、失眠、健忘、贫血等；健康人食用能提高记忆力、增强体质。

[宜忌]外感表证初起，热证所致的痰黄稠者忌用。

3. 山茱萸浮小麦粥

[配方]山茱萸 15g，浮小麦 30g，粳米 60g，白糖适量。

[用法]先将山茱萸洗净去核，浮小麦、粳米均淘净，然后同入砂锅，一并煮粥，待粥将熟时，加入白糖稍煮即可。

[功效]补益肝肾，敛汗安神。适用于秋季肾虚阴亏而致虚汗不止、动辄汗出、头晕目眩、耳鸣、心悸失眠、小便频数、腰膝酸软等症。

[宜忌]感冒发热期间应暂停食用。

4. 人参茯苓粥

[配方]人参 10g，茯苓粉 30g，生姜 2 片，粳米 100g，鸡蛋 1 个，

精盐、清水各适量。

[用法]将人参切成薄片，粳米淘洗干净；取砂锅放入清水，加入人参、茯苓粉，浸泡约1小时，再加入生姜，上旺火煮沸后，改用小火煨煮约1小时，滤去药渣，加入粳米，熬煮至粥成，打入鸡蛋清搅匀，用精盐调味即可。

[功效]补心气，益脾胃，安心神。适用于冬季心气虚弱，倦怠乏力，脾虚食少，日渐虚羸，神经衰弱，失眠健忘，是常用补益粥品，一年四季均可常食。茯苓粉在中药店有售，如无人参，也可用党参代替，但用量需要加大。

5. 灵芝参叶茶

[配方]人参叶6g，灵芝5g。

[用法]将人参叶与灵芝一同研成粗末，放入有盖杯中，用沸水冲泡，加盖焖10分钟即成。代茶，频频饮用，可冲泡3～5次。

[功效]补益心脾，宁心安神。适用于心脾两虚型失眠症，对伴有贫血者尤为适宜。

6. 党参大枣茶

[配方]党参15g，大枣15枚。

[用法]将党参、大枣(掰开)放入砂锅中，加水煎汤，去渣取汁。代茶饮。

[功效]补中益气，生津养血，安神。适用于失眠症。

7. 洋参果露茶

[配方]西洋参3g，菠萝汁20mL，白糖10g，蜂蜜10mL。

[用法]将西洋参片，加开水浸泡后捣烂，再加白糖浸渍；然后将剩余白糖、蜂蜜加入200mL水中，加热煮沸，再加入菠萝汁搅匀；最后将西洋参汁加入蜜糖菠萝汁中搅匀即可。每日2～3次，每次取2匙，冲入开水，代茶饮用。

[功效]大补元气，抗疲劳。适用于神疲乏力、气短自汗、心神不安、失眠多梦、体质虚弱等症。

8. 十二红酒

[配方]黄芪50g，熟地黄60g，怀牛膝50g，杜仲40g，川续断60g，

制何首乌 45g，党参 40g，当归 30g，山药 35g，茯苓 40g，龙眼肉 30g，红花 10g，甘草 10g，大枣 80g，冰糖 800g，白酒 8000mL。

[用法]将以上诸药去除杂质灰渣，共捣为粗末，装入大瓦酒坛内，分别以白酒 4500mL、3500mL 浸泡 2 次，每次 15 日，分别滤过药渣，然后将 2 次滤取的药酒贮于大酒瓶中。将冰糖用少量白酒加热溶化后，再加入药酒瓶内搅匀，加盖密封，置阴凉干燥处。经 7 天后即可取饮。每日早、晚各饮 15～20mL。

[功效]补益气血，健脾益肾。适用于气血两虚、精气不足所致的形体瘦弱，气短神疲，面色萎黄，头晕眼花，腰膝酸软，筋骨无力，肢体挛痛，麻木不仁，屈伸不利，食欲缺乏，心悸失眠，须发早白等。

9. 人参酒

[配方]①人参 30g，白酒 500mL。②人参 500g，糯米 500g，酒曲适量。

[用法]①冷浸法：即将人参入白酒内，加盖密封，置阴凉处，浸泡 7 日后即可服用。酒尽添酒，味薄即止。②酿酒法：即将人参压末，米煮半熟，沥干，酒曲压细末，合一处拌匀，入坛内密封，周围用棉花或稻草保温，令其发酵，10 日后启封，即可启用。每次服 20mL，每日早、晚各服 1 次。

[功效]补中益气，通治诸虚。适用于面色萎黄，神疲乏力，气短懒言，语低，久病气虚，心慌，自汗，食欲缺乏，易感冒等症。

[宜忌]酒服尽，参可食之。临床证明，本药酒还可用于治疗脾虚泄泻、气喘、失眠多梦、惊悸、健忘等症。

10. 养神酒

[配方]熟地黄 90g，枸杞子、白茯苓、山药、当归各 60g，薏苡仁、酸枣仁、续断、麦冬各 30g，丁香、莲子各 6g，木香、大茴香各 15g，龙眼肉 250g，白酒 1000mL。

[用法]将茯苓、山药、薏苡仁、莲肉研成细末，其余药物制成饮片，一起入布袋置容器中，加入白酒，密封，隔水加热药材浸透，取出静置数日即成。每次服 25～50mL，每日服 3 次，或不拘时候，适量饮用。

[功效]安神定志。适用于心脾两虚、精神不足之神志不安、心悸失眠等症，平素气血虚弱者亦可服用。

11. 参芪牛续酒

[配方]生地黄、续断各60g，黄芪、牛膝各50g，山药、龙眼肉、当归各30g，制何首乌、党参、茯苓、杜仲、大枣各40g，红花、甘草各10g，红糖800g，白酒8000mL。

[用法]将前十四味药捣碎，置容器中，加入白酒4500mL，密封，浸泡14日，过滤去渣。残渣再加入白酒3500mL，密封，浸泡14日，过滤去渣，两次滤液混合，加入红糖(红糖先用白酒少量加热溶化)，搅匀，静置沉淀后取清液，贮瓶备用。每次服20～30mL，每日早晨和晚上临睡前各服1次。

[功效]补气养血，健脾安神。适用于脾肾两亏、气血双虚、心失所养、神不守舍所致的心悸健忘，失眠，多梦易醒，头晕目眩，肢倦神疲，饮食无味，面色无华，舌质淡，苔薄白，脉沉细者。

12. 补益杞龙酒

[配方]枸杞子、龙眼肉各60g，白酒500mL。

[用法]将前二味药捣碎，置容器中，加入白酒，密封，经常摇动，浸泡7日后，过滤去渣即成。每次服10～15mL，每日服2次。

[功效]补肝肾，益精血，养心脾。适用于头晕目眩、多泪、腰酸肢倦、健忘、失眠、食欲缺乏、神志不安等症。

(四)阴虚火旺型失眠食饮疗法

1. 枣仁地黄粥

[配方]酸枣仁20g，生地黄15g，粳米100g。

[用法]将酸枣仁、生地黄、粳米洗净，放入锅内，加水煎汤，去渣取汁食用，每天食用1～2次。

[功效]有滋阴降火、养心安神之功。

2. 桂圆红枣粥

[配方]桂圆肉15g，红枣5～10个，粳米100g。

[用法]将桂圆肉、红枣、粳米洗净，放入锅内，加清水适量，煮

粥食用，每天食用 1～2 次。

［功效］有养血安神之功。

3. 柏子仁粥

［配方］柏子仁 10～15g，蜂蜜适量，粳米 50～100g。

［用法］将柏子仁、粳米洗净，放入锅内，加清水适量煮粥，粥成后加蜂蜜搅拌均匀，食用，每天食用 1～2 次。

［功效］有润肠通便、养心安神之功。

4. 百合糖水

［配方］百合 100g，白糖适量。

［用法］将百合放入锅内，加清水 500mL，用文火煮至熟烂后，加白糖适量，分两次服食。

［功效］百合甘苦微寒，能清心安神，治疗心烦不安、心悸多梦。

5. 酸枣仁粉

［配方］酸枣仁 500g。

［用法］于中午烈日下暴晒 1～2 小时，略炒后用粉碎机（或家用磨豆浆机）磨成粉，用瓶子封存。每晚睡前取一汤匙，加蜂蜜适量，用沸开水冲，搅拌后服用。

［功效］能补肝宁心。治疗虚烦不眠，可直接改善睡眠。

6. 莲子蛋黄饮

［配方］莲子 50g（连心），鸡蛋 1 个。

［用法］将莲子放入锅内，加清水两碗，煮约半小时，然后取一个鸡蛋，去蛋清后将蛋黄放入碗中，倒入滚烫的莲子汤，搅匀，加少许冰糖后食用，每晚一次。

［功效］清心安神，改善睡眠。

［宜忌］血脂异常者不宜食用鸡蛋。

7. 盐莲子心茶

［配方］莲子心 30 粒，盐适量。

［用法］将莲子心放入锅内，加清水适量煎煮 20 分钟，放入盐，搅匀，每晚临睡前服用。

[功效]清心去热，养心安神。治烦热头昏、失眠多梦。

（五）心肾不交型失眠食饮疗法

1. 山药龙眼粥

[配方]山药50g，龙眼肉15g，荔枝肉15～20g，五味子3～5g，粳米30～50g，白砂糖适量。

[用法]先将五味子水煎，去渣取药汁与山药、龙眼肉、荔枝肉、粳米同入砂锅，再加水适量，以文火煮粥，待粥将熟时，加入白糖，搅匀稍煮片刻即可。

[功效]滋补心肾，安神固涩。适用于秋季心肾阴虚所致的腰膝酸软、潮热盗汗、手足心热、心悸心烦、失眠多梦、消渴多尿、遗精早泄、头晕耳鸣等。

[宜忌]平素形寒怕冷之阳虚体质者不宜服。

2. 糯米百合莲子粥

[配方]百合25～50g，莲子20～25g，糯米100g，红糖适量。

[用法]先将百合剥去皮须，洗净切碎，莲子剥壳去心，然后与糯米同入砂锅，加水适量，以文火煮粥，待粥将熟时，放入红糖，搅匀稍煮片刻即可。

[功效]滋阴润燥，养心安神。适用于秋季心肺阴虚所致的久咳干咳、痰中带血、咽喉干燥、声音嘶哑、心悸心烦、失眠多梦、神志恍惚、心神不宁等。

[宜忌]外感风寒所致咳嗽者、脾胃虚寒所致脘腹冷痛者，均不宜服。

3. 小米葵花子粥

[配方]小米60g，葵花子30g，蜂蜜25mL。

[用法]将小米、葵花子淘洗干净，放入锅内，加水适量煮粥，粥熟后调入蜂蜜即成。

[功效]有滋肾健脑等功效，可安定情绪。适用于夏季心烦、失眠。

4. 更年康粥

[配方]黄芪、夜交藤各30g，当归、桑叶各12g，胡麻仁10g，三七

6g(打粉)，小麦 100g，红枣 10 枚，白糖适量。

[用法]先煎前五味药，取汁去渣，后入小麦、三七及大枣煮为粥，加白糖调味。

[功效]益气养血，宁心安神。适用于秋季妇女更年期综合征，表现为失眠多梦、精神恍惚、时常悲伤欲哭、不能自持。

5. 桂圆西洋参饮

[配方]桂圆肉 30g，西洋参 6g，白糖适量。

[用法]将人参浸润切片，桂圆肉去杂质洗净，放入盆内，加入白糖，再加适量水，置沸水锅中蒸 40 分钟。代茶饮服，每日 1 剂。

[功效]养心血，宁心神。适用于失眠症。

6. 助记茶

[配方]熟地黄 10g，麦冬 10g，酸枣仁 15g，远志 5g。

[用法]上药研成粗末，用纱布包，放入杯中，以沸水冲泡，焖 10 分钟。代茶频饮。

[功效]补肾健脑，增强记忆力。主治记忆力减退，虚烦不眠，失眠心悸，烦躁不安，头目眩晕，咽干口燥，舌红，脉弦细。

7. 生地黄茶

[配方]生地黄 50g，蜂蜜 30mL。

[用法]将生地黄洗净，切片，放入锅中，加适量水，煎煮 2 次，每次 30 分钟，合并 2 次滤液，加入蜂蜜即成。上、下午分服。

[功效]滋阴降火，宁心安神，健脑益智。适用于脑力劳动者养生健脑。

8. 葡萄干枸杞子茶

[配方]葡萄干 30g，枸杞子 15g。

[用法]将葡萄干、枸杞子洗净，晒干或烘干，同放入杯中，用刚煮沸的水冲泡，加盖，闷 15 分钟即成。代茶，可冲泡 3 ~ 5 次，将葡萄干、枸杞子一起嚼食咽下。

[功效]滋补肝肾，养血安神。适用于肝肾阴虚型失眠症。

9. 安眠茶

[配方]枸杞子20g，百合30g，龙眼肉20g，酸枣仁10g，冰糖50g。

[用法]将百合、枸杞子、龙眼肉、酸枣仁洗净，冰糖打碎。酸枣仁炒香打碎，放入锅内，加水适量，文火煎30分钟，滤去酸枣仁，留其汁液。将百合、龙眼肉及酸枣仁汁液放入炖锅内，加水，置小火炖熬1小时，加入冰糖使溶即成。每日当早餐和宵夜食用。

[功效]滋补肾气，宁神安眠。用于失眠。

10. 养神茶

[配方]决明子20g，桑椹15g，麦冬15g，枸杞子15g，夏枯草10g，五味子5g。

[用法]共为粗末，开水冲。每次5g，每日2次，代茶饮。

[功效]清肝明目，荣脑益智。适用于肝肾不足、阴虚火旺所致的失眠、健忘，神经衰弱症。

11. 补心酒

[配方]麦冬30g，枸杞子、白茯苓、当归身、龙眼肉各15g，生地黄24g，甜酒2500mL。

[用法]将前六味药捣碎，装入布袋，置容器中，加入甜酒，密封，浸泡7日后即可饮用。每次服30~100mL，每日早、晚各服1次。

[功效]补血养心，安神安志。适用于心血不足、惊悸怔忡、头晕、失眠、健忘等症。

(六)心胆气虚型失眠食饮疗法

1. 甘麦大枣粥

[配方]小麦50g，大枣10g，甘草15g。

[用法]先煎甘草去渣取汁，后入小麦及大枣煮为粥。

[功效]益气，宁心，安神。适用于秋季妇女脏躁，症见精神恍惚，时常悲伤欲哭，不能自持或失眠盗汗，舌红少苔，脉细而数。

2. 熟地山药粥

[配方]熟地黄15~20g，山药、小茴香、茯苓各30g，粳米100g，

红糖适量。

[用法]先将熟地黄、山药、小茴香、茯苓煎取汁，再与粳米煮成稀粥，调入红糖即可。

[功效]养心益肾，安神定志。适用于冬季肾虚眩晕、胆怯不宁、失眠、阳事不举、舌脉正常。

3. 红参枸杞茶

[配方]红参3g，枸杞子30g。

[用法]将红参、枸杞子放入砂锅中，加水煎汤，去渣取汁。代茶饮服，每日1剂。

[功效]补脾益肺，大补元气，安神益智。适用于气虚型失眠症。

4. 养心安神酒

[配方]枸杞子22g，酸枣仁15g，五味子12g，香橼10g，何首乌9g，大枣8枚，白酒500mL。

[用法]将枸杞子、酸枣仁、五味子、香橼、何首乌、红枣加工粉碎，用纱布袋扎好，放入白酒中，密封，浸泡7日后，取出药袋，即可饮用。每日服1次，每晚临睡前服，每次20~30mL。

[功效]养心和血，养肝安神。适用于失眠多梦、头晕目眩等症。

5. 三石酒

[配方]磁石50g，白石英60g，阳起石35g，白酒1000mL。

[用法]将磁石、白石英、阳起石，共同捣碎，用水淘洗干净，再用纱布袋扎好，放入白酒中，密封，每日振摇数次，浸泡7日后，取出药袋，即可饮用。每日服3次，随量温饮。

[功效]补肾气，益虚损。适用于精神萎靡，少气无力，动则气喘，阳痿早泄，心神不宁所致心悸、失眠等症。

[宜忌]阴虚火旺、性欲亢进者忌用。

6. 扶衰五味酒

[配方]丹参、五味子、栀子各20g，龙眼肉、党参各30g，白酒1500mL。

[用法]将前五味药加工成粗粉，入布袋，置容器中，加入白酒，

密封，浸泡 14 日后，过滤去渣，即成。每次服 10~20mL，每日早、晚各服 1 次。

[功效]补气血，滋肺肾，养心安神。适用于心悸不安、怔忡健忘、体虚乏力、烦躁失眠。

7. 宁心酒

[配方]龙眼肉 120g，桂花 30g，白糖 60g，白酒 1200mL。

[用法]将龙眼肉、桂花、白糖放入坛内，注入白酒，密封愈久味愈香。每日 2 次，每次 15mL。

[功效]安心定神，养悦容颜。适用于神经衰弱、面色憔悴、失眠健忘、心悸等症。

8. 养心安神酒

[配方]龙眼肉、麦冬各 12g，生地黄 9g，茯苓、柏子仁（去油）、归身各 6g，酸枣仁 3g，白酒 600mL。

[用法]将原料装入纱布袋内，放入容器中，注入白酒，密封浸泡 3 周。浸泡期可加温 2~3 次。早、晚各 1 次，每次 30mL。

[功效]养心安神。适用于心悸怔忡、倦怠乏力、面色不华、失眠多梦等症。

[宜忌]脾胃虚弱、肠鸣腹泻者慎服。

(七)瘀血的食饮疗法

1. 芹菜豆腐粥

[配方]芹菜 20g，豆腐 30g，粳米 100g，精盐适量。

[用法]将芹菜洗净切碎，与豆腐和洗净的粳米同时放入砂锅中，加清水适量，用大火烧开，再用小火煮成粥，加精盐调味即成。

[功效]清热生津，散瘀破结，消肿解毒，减肥美容。可作为神经性皮炎、高血压、糖尿病、失眠及妇女白带、产后出血、尿血、赤眼、消渴、痈肿等症的辅助食疗。

2. 玫瑰郁金粥

[配方]玫瑰花、郁金各 15g，白芍 10g，菊花 5g，莲子 20g，粳米 100g，冰糖适量。

[用法]将玫瑰花、郁金、白芍、菊花分别洗净，水煎 2 次，每次用水 300mL，煎 20 分钟。将 2 次煎汁混合，去渣收取浓汁。将粳米、莲子淘净入锅，加水 1000mL，大火烧开后，转用小火慢熬成粥，放入药汁和冰糖，至冰糖熬熔。

[功效]疏肝解郁，活血化瘀。适用于胁肋胀痛、烦躁不宁、失眠多梦者。

3. 灵芝酒

[配方]灵芝 30g，丹参 5g，三七 5g，白酒 500mL。

[用法]将原料切片，放入坛内，注入白酒，密封置阴凉处。每日摇晃数次，2 周后过滤去渣即可。每日 2 次，每次饮服 20mL。

[功效]治虚弱，益精神。适用于神经衰弱、头晕失眠、冠心病等症。

4. 合欢皮酒

[配方]合欢皮 100g，黄酒 500mL。

[用法]将合欢皮加工粗碎，放入黄酒中，密封，每日振摇 1 次，半月后去渣，即可饮用。每日服 2 次，每次 20mL。

[功效]能安神健脑，止痛消肿。适用于神经衰弱、失眠头痛、跌打损伤、伤口疼痛等症。

四、失眠者饮食注意事项

▶ 避免导致腹部胀气的食物：如豆类、大白菜、洋葱、青椒、马铃薯、玉米、面包、碳酸饮料及甜点等。

▶ 晚餐少吃油腻、煎炸、熏烤食物，避免吃辛辣或易引起兴奋的食物，如浓茶、咖啡、可可，忌食胡椒、葱、蒜。

▶ 晚饭不宜过饱，失眠患者睡前不宜进食，不宜大量饮水。

🌸 典型病案

陈某，女，32 岁，住西安市长安区地铁南站。初诊时间：2015 年 3 月 21 日。

患者多年来一直在外打工，工作十分繁忙，婚后又喜得贵子。虽然有幸有老人带孩子，但一下班回家，孩子就黏着自己，一步也不离开，尤其是晚上睡觉，经常哭闹，使患者一夜都在迷迷糊糊中度过，久而久之，睡眠越来越差。为了改善睡眠，孩子晚上睡觉由老人带，但这样陈某还是睡不着，工作老出错，心情甚为烦躁。曾去数家医院就诊，医生说没有什么大毛病，诊断为"神经衰弱"，让其调整心态，多运动，口服安定片。经过一段时间的治疗，患者失眠毫无改善。在朋友的介绍下，来我处就诊，我认为她服中药治疗困难很大，没有时间煎药，于是就给出了三种办法：

（1）食疗方：取桂圆、大枣（掰开）各适量，泡水当茶饮，长期坚持。

（2）每天晚上睡觉前用热水泡脚20～30分钟，在泡脚时，用手搓揉涌泉穴和足跟，使全身感到微微出汗，然后喝点热水，上床睡觉补气。

（3）上床平卧后，把任意一个手指放在肚脐中，什么也不想，只把注意力集中到肚脐，随着呼吸数呼吸次数，一般数到五十次左右就会有睡意，不一会就能睡着。

经过上述方法治疗后，患者睡眠越来越好，现在经常一觉睡到自然醒。

【按】此例失眠者睡眠能够得到改善的原因有以下两个方面。

（1）采用食疗方法。取桂圆、大枣泡水喝，对身体起到了很好的调理作用。桂圆不仅有抗衰老、增强免疫力的功效，还有提神醒脑的作用；另外，还可治疗失眠健忘等病症。红枣有养血安神、驻颜祛斑的作用。两者配合泡水当茶饮，对人体都是大有益处的，多喝不仅能健脾胃，还有补气养血、安神的作用。故可促进睡眠。

（2）第二个方法就是按摩方案中的"意守丹田数数入睡法"。这个方法易学易操作，而且效果显著，易为失眠患者所接受，几个方法配合使用，故取得了如此好的效果。

第十一节　治疗失眠的民间单方和验方

单方、验方是人们在长期同疾病斗争中所总结出来的药味简单、疗效确切、价格低廉、服用方便的有效方剂。多选用药食同源的药物，在旧时缺医少药的年代里，为保护人们的身心健康做出过贡献。在科技飞速发展、医疗卫生事业相当发达的今天，老祖宗留下的这些宝贵经验，在防治失眠症、健忘病中，仍不失为一支可靠的"友军"。我们应发挥其作用，不要小觑单方、验方的安眠效果。

一、民间单方

1. 龙齿菖蒲饮

[配方]龙齿9g，石菖蒲3g。

[用法]将龙齿加水煎10分钟，再加入石菖蒲同煎15分钟，去渣取汁。代茶饮，每日1~2剂。

[功效]宁心安神，补心益胆。适用于心神不安、失眠、心悸。

2. 猪心枣仁汤

[配方]猪心(不洗不去心血)1个，熟枣仁30g。

[用法]将猪心切成大片，与熟枣仁研碎同煮，临睡前淡食猪心喝汤。轻者连吃5~7个，重者连吃20个，即可获效。

[功效]宁心安神，补心益胆。适用于心神不安、失眠、心悸。

3. 酸枣核茶

[配方]酸枣核不拘量。

[用法]秋天酸枣红了，将其收回，等干后，用手搓去外皮，用酸枣核适量泡水当茶喝，坚持一段时间，失眠就会逐渐好转，直至消除。

[功效]此方简单，药源易得，酸枣核具有镇静安神之功效。可治神疲乏力、失眠健忘等症。

注：酸枣核泡水治疗失眠法是民间验方，笔者的一位老朋友曾使用

此法治疗其多年的失眠。

4. 莲子心茶

[配方]莲子心 3g。

[用法]将莲心放入茶杯中，沸水冲泡，加盖焖 5 ~ 10 分钟。代茶饮服，每日 1 ~ 2 剂。

[功效]清心去热，止血涩精。适用于失眠等疾病。

5. 莲子心甘草茶

[配方]莲子心 2g，生甘草 3g。

[用法]将莲心、生甘草放入茶杯中，沸水冲泡，加盖焖 10 分钟。代茶频饮。

[功效]清心火，除烦躁。适用于心火内积所致的烦躁不眠。

6. 莲子心枣仁茶

[配方]莲子心 5g，酸枣仁 10g。

[用法]将莲子心、酸枣仁放入茶杯中，沸水冲泡，加盖焖 10 分钟。晚饭后代茶饮。

[功效]宁心安神。适用于心火亢盛型失眠。

7. 桂圆肉洋参茶

[配方]桂圆肉 30g，西洋参 6g，白糖适量。

[用法]将人参浸润切片，桂圆肉去杂质洗净，放入碗中，加入白糖，再加适量水，置沸水锅中蒸 40 分钟。代茶饮服，每日 1 剂。

[功效]养心血，宁心神。适用于失眠、心悸、气短、健忘等疾病。

8. 桑椹茶

[配方]桑椹 15g。

[用法]将桑椹放入砂锅中，加水煎汤，去渣取汁。代茶饮。

[功效]滋补肾阴，清心降火。适用于病后体虚、失眠、梦遗、滑精、心悸、健忘等。

9. 花生叶茶

[配方]花生叶若干。

[用法]将花生叶洗净，晒干，揉碎成粗末，每次取 10g，放入茶杯

中，加入沸水冲泡。代茶频饮。

[功效]宁心安神。适用于心神不宁之失眠症。

10. 合欢花茶

[配方]合欢花 9~15g。

[用法]将合欢花放入茶杯中，沸水冲泡，加盖焖 10 分钟。代茶频饮。

[功效]舒郁理气，安神。适用于失眠、健忘等疾病。

11. 熟地黄枸杞酒

[配方]熟地黄 45g，枸杞子、白茯苓、山药、莲子肉、当归身各 30g，酸枣仁、续断、薏苡仁、麦冬各 15g，丁香 3g，大茴香、木香各 75g，桂圆肉 125g，白酒 5000mL。

[用法]将茯苓、山药、薏苡仁、莲子肉制为细末，其余各药制饮片，一起装入细绢袋内，放入坛中，倒入白酒浸泡，加盖封固，隔水加热至药材浸透，取出静置数日后即可饮用。每日 2 次，每次饮服 15~20mL。

[功效]补益心脾。适用于心脾两虚、精血不足导致的神志不安、心悸、失眠等症；平素气虚血弱者，亦可服用。

12. 朱砂人参酒

[配方]朱砂 10g，人参 30g，远志、石菖蒲各 40g，茯苓、柏子仁各 20g，白酒 1500mL。

[用法]将朱砂研末备用，其余各药共捣粗碎，用细纱布袋装好，扎紧，放入坛中，再将白酒倒入，封严，置阴凉处，每日振摇数次，2 周后去掉药袋，用细纱布过滤一遍后，撒入朱砂细粉搅匀即成。每日早、晚各 1 次，每次空腹饮服 10~15mL。

[功效]补心安神，益智。不宜长期或过量饮服，病愈而止。

13. 枸杞子酸枣仁酒

[配方]枸杞子 45g，酸枣仁 30g，五味子 25g，香橼 20g，何首乌 18g，大枣 15 枚，白酒 1000mL。

[用法]将上药共捣粗碎，装入细纱布袋里，扎紧口，放入坛内，

倒入白酒，封严。置阴凉处，7 天后开封，弃药袋，以纱布过滤，取滤液即成。每晚睡前饮服 20 ～ 30mL。

[功效] 养肝血，安心神。适用于心肝血虚所致心烦失眠、多梦、健忘、神经衰弱等症。

14. 猕猴桃冰糖饮

[配方] 猕猴桃 250g，冰糖适量。

[用法] 将猕猴桃洗净，去核，切成块，置于碗中，放入冰糖，上笼蒸至猕猴桃肉熟烂，取出即成。佐餐食用。

[功效] 解热止渴，和胃降逆。适用于头晕、失眠等症。

15. 柏子猪心粥

[配方] 柏子 15g，猪心半只，大米 50g。

[用法] 三物同煮成粥，加适量盐、葱、味精等调味品后即可食用。

[功效] 养心安神。适用于有心悸的失眠者服用。

16. 糯米小麦大枣粥

[配方] 糯米、小麦、大枣各适量。

[用法] 将糯米、小麦、大枣共同入锅煮成粥。

[功效] 补血，解郁，安神。适用于妇女烦躁、失眠。

17. 酸枣仁粳米粥

[配方] 酸枣仁 30g，粳米 100g。

[用法] 将酸枣仁捣碎，浓煎取汁；再以淘洗干净的粳米入锅，加适量的水，用旺火烧开后转用小火熬煮，待粥半熟时加入酸枣仁汁，继续煮至粥成。每晚温热食用。

[功效] 宁心安神，养肝，止汗。适用于心悸怔忡、失眠少寐、自汗、盗汗等症。

18. 天麻乌骨鸡

[配方] 天麻 20g。

[用法] 用温水浸泡 1 天，乌骨鸡 1 只，洗净后切成小块。将天麻和鸡块放入锅内，加足量的冷水用猛火烧开，再改文火慢炖，待天麻和鸡块熟烂后，放少许盐即可吃肉喝汤。

[功效]对长期头痛、失眠，伴有疲乏无力的神经衰弱患者有明显疗效。

19. 羊肉山药饮

[配方]羊肉 500g，山药 100g，生姜 25g，牛奶 200g，精盐少许。

[用法]将羊肉洗净，与生姜一同入锅，用小火清炖半天，取羊肉汤 400g，与去皮洗净切成片的山药一同煮烂，再加入牛奶和精盐，待沸后即成。佐餐食用。

[功效]温中补虚，益精补气。适用于失眠等症。

20. 桑椹汤

[配方]桑椹干品 40g 或鲜品 80g。

[用法]煎水 250mL，分次或 1 次服下，每日 1 剂，连服 5 剂为 1 个疗程。

[功效]补肝肾，催眠。顽固性失眠者可连服 2～3 个疗程，以巩固疗效。

21. 冬青侧柏叶汤

[配方]冬青叶、鲜侧柏叶各 30g。

[用法]水煎服，每日 1 剂，连服 5 天。

[功效]清热利湿，调理心脾。可治顽固性失眠。

22. 香薷竹叶绿茶饮

[配方]香薷 5g，竹叶 3g，绿茶 2g。

[用法]上药用 250mL 开水冲泡，加盖焖 10 分钟，冲饮至味淡。

[功效]清热除烦，温胃和中。适用于失眠、多梦等症。

23. 猪脑香菇膏

[配方]猪脑 1 个，香菇 3 个，精盐、鸡汤、葱花各适量。

[用法]将猪脑去血筋洗净，香菇泡发后洗净。将鸡汤倒入大碗，加入精盐、味精拌匀，放入猪脑、香菇、葱花，上笼蒸熟即成。佐餐食用。

[功效]益智健脑，补肝明目。适用于失眠、多梦等症。

24. 银耳杜仲灵芝饮

[配方]银耳 20g，炙杜仲 20g，灵芝 10g，冰糖 150g。

[用法]将杜仲和灵芝洗净，加水先后煎煮 3 次，合并药汁，熬成约 1000mL；银耳用清水泡发，去杂质洗净，加水用小火熬至微黄色，再加入药汁，继续用小火熬至银耳酥烂成胶状，加入冰糖使溶化即成。早晚各服 1 小碗，久服见效。

[功效]养阴润肺，益胃生津。适用于失眠等症。

25. 酸枣仁远志炖猪心

[配方]猪心 1 个，酸枣仁、茯苓各 15g，远志 5g。

[用法]把猪心切成两半，洗干净，放入净锅内，然后把洗干净的酸枣仁、茯苓、远志一块放入，加入适量水置火上，用大火烧开后撇去浮沫，移小火炖至猪心熟透后即成。每日 1 剂，吃猪心喝汤。

[功效]补血养心，益肝宁神。适用于心肝血虚引起的心悸不宁、失眠多梦、记忆力减退等症。

26. 猪心百合汤

[配方]猪心 2 个，百合 30g。

[用法]将猪心清洗干净，当菜佐餐，吃肉饮汤。

[功效]润肺养血，宁心安神，健脑益智。适用于心脾两虚型失眠症。

27. 人参叶灵芝茶

[配方]取人参叶 6g，灵芝 5g。

[用法]将人参叶与灵芝一同研成粗末，放入有盖杯中，用开水冲泡，加盖焖 10 分钟即成。代茶频饮，可冲泡 3~5 次。

[功效]补益心脾，宁心安神。适用于心脾两虚型失眠症。

28. 磁石枸杞茶

[配方]醋制磁石 30g，神曲 10g，枸杞子 10g，蜂蜜适量。

[用法]将醋制磁石打碎，入锅，加适量水，煎煮 40 分钟，加入神曲和枸杞子再煎 10 分钟，去渣取汁，待滤汁降温后调入蜂蜜即成。代茶频饮。

[功效]滋补肝肾，镇静安神。适用于肝肾阴虚型失眠症。

29. 阿胶龟胶黄连膏

[配方]阿胶20g，龟甲胶15g，黄连粉3g。

[用法]将阿胶、龟甲胶同入锅中，加适量水，溶化后加入黄连粉，搅匀即成。每日上、下午分服。

[功效]滋阴清火，养血安神。适用于阴虚火旺型失眠症。

30. 佛手莲子心茶

[配方]佛手10g，莲子心3g。

[用法]将佛手、莲子心同入杯中，用开水冲泡，加盖焖10分钟即成。代茶频饮，可冲泡3～5次。

[功效]补益心脾，敛汗安神。适用于心脾两虚型失眠症，对伴有自汗者尤为适宜。

二、民间验方

1. 枸杞子黄连茶

[配方]枸杞子15g，黄连3g。

[用法]将枸杞子、黄连同入杯中，用开水冲泡，加盖焖10分钟即成。代茶频饮。

[功效]滋阴降火，宁心安神。适用于阴虚火旺型失眠症。

2. 合欢花柏子仁茶

[配方]合欢花10g，柏子仁15g。

[用法]将合欢花、柏子仁洗净，放入茶杯中，用开水冲泡，加盖焖10分钟即成。代茶频饮。每剂可冲泡3～5次。

[功效]疏肝解郁，宁心安神。适用于肝气郁结型失眠症。

3. 木耳三子茶

[配方]黑木耳、枸杞子、沙苑子、菟丝子各10g。

[用法]将以上原料一同捣碎，一起装入消毒纱布袋内，扎口，放入茶壶内，开水冲泡即成，代茶饮，每剂可冲泡3～5次。

[功效]补肝肾，促睡眠。适用于肝肾不足型失眠症。

4. 红参枸杞茶

[配方]红参 3g，枸杞子 30g。

[用法]将红参、枸杞子放入砂锅中，加水煎汤，去渣取汁即成。代茶饮用，每日 1 剂。

[功效]补脾益肺，大补元气，安神益智。适用于气虚型失眠症。

5. 麦冬莲子心茶

[配方]麦冬 20g，莲子心 2g。

[用法]将麦冬洗净，晒干，与莲子心同入杯中，用开水冲泡，加盖，闷 15 分钟即成。代茶频饮，一般可冲泡 3~5 次。

[功效]滋阴降火，宁心安神。适用于阴虚火旺型失眠症。

6. 龙骨远志枣仁饮

[配方]生龙骨 20g，炙远志 6g，酸枣仁 6g。

[用法]将生龙骨打碎，入锅，加适量水，煎煮 30 分钟，放入远志、酸枣仁，再煎 15 分钟，去渣取汁即成。睡前 30 分钟顿服。

[功效]平肝潜阳，镇静安神。适用于失眠症，对伴有高血压病烦躁易怒、头晕目眩者尤为适宜。

7. 五味子酊

[配方]五味子 50g，60 度白酒 500mL。

[用法]将五味子浸入白酒中，装瓶密封，每日摇动 1 次，半个月后开始饮用，每次 30mL，每日 3 次，饭后饮用，也可佐餐。

[功效]治疗神经官能症引起的失眠。

8. 蚕蛹酊

[配方]蚕蛹 100g，米酒 500mL，

[用法]将蚕蛹浸入米酒中，浸 1 个月，每次饮 2 匙，每日 2 次。

[功效]治疗失眠、心烦。

9. 枸杞子五味子枣仁茶

[配方]枸杞子、五味子、炒枣仁各等份。

[用法]研为粗末，装入布袋，每袋 5g，冲水代茶饮，睡前多饮，一般 3~5 天可生效。

[功效]对中年以上的患者失眠者更好。

10. 桂圆肉茶

[配方]桂圆肉5~10枚。

[用法]将桂圆肉放在碗中，隔水蒸熟，再用沸水冲泡。代茶频饮。

[功效]补气血，益心脾。适用于失眠、健忘等。

11. 黑豆浮小麦莲子茶

[配方]黑豆30g，浮小麦30g，莲子7个，黑枣10g。

[用法]将黑豆、浮小麦、莲子、黑枣洗净，放入砂锅中，加水煎汤，去渣取汁。代茶饮。

[功效]健脾养心，养血安神。适用于虚烦不眠、夜寐盗汗、神疲乏力、记忆力减退、健忘等。

12. 黄连菖蒲酸梅饮

[配方]川黄连2g，石菖蒲3g，酸梅肉5枚，红糖适量。

[用法]将川黄连、石菖蒲、酸梅肉放入锅中，加水煎汤，去渣取汁，调入红糖即成。代茶频饮。

[功效]清热通窍，养阴和胃。适用于痰热内扰型失眠症。

13. 枸杞菊花密蒙花茶

[配方]枸杞子10g，菊花3g，密蒙花3g。

[用法]将枸杞子洗净，与菊花、密蒙花同入杯中，用开水冲泡，加盖焖10分钟后即成。代茶频饮，一般可冲泡3~5次。

[功效]养阴平肝，降火安神。适用于阴虚火旺型失眠症，对伴有高血压病、视物模糊者尤为适宜。

14. 合欢花枸杞茶

[配方]合欢花10g，枸杞子10g。

[用法]将合欢花、枸杞子分别洗净，一同放入茶杯中，加开水冲泡，加盖焖10分钟即成。代茶饮，一般可冲泡3~5次。

[功效]滋补肝肾，舒解郁结，缓和紧张。适用于失眠症等。

15. 桑椹合欢花首乌墨莲茶

[配方]桑椹15g，合欢花6g，制何首乌12g，墨旱莲10g。

[用法]将以上4种原料加水煎汤,去渣取汁即成。代茶饮用。

[功效]补血养阴,活血安神。适用于肝肾阴虚型失眠症,对伴有贫血者尤为适宜。

16. 龙眼枣仁龙牡饮

[配方]龙眼肉30g,酸枣仁(炒捣)20g,生牡蛎、生龙骨(捣细)各25g,半夏、茯苓各15g,生赭石(捣细)20g。

[用法]水煎服,每日1剂。

[功效]镇静安神,缓和紧张。适用于顽固型失眠症。

17. 红枣银耳葱白饮

[配方]红枣10枚,银耳1朵,葱白2根(带须)。

[用法]以上入锅加水500mL同炖,临睡前服食。

[功效]可治疗心烦失眠。

18. 芹菜根饮

[配方]芹菜根100g。

[用法]芹菜根切片,加5杯水,熬成2杯汁液,晚睡前服下,即可入睡。

[功效]因为芹菜中含有丰富的维生素P。维生素P也叫芦丁,有降低血管脆性、防治动脉硬化的作用。

19. 琥珀羚羊角丸

[配方]琥珀、羚羊角、人参、茯苓、远志、甘草各等份。

[用法]上药加工为细末,制成水丸。每服3g,睡前服1次。

[功效]平肝镇惊,补气安神。适用于惊悸失眠者。

20. 百合熟地鸡子饮

[配方]百合、熟地黄各50g,鸡蛋2个,蜂蜜适量。

[用法]百合、熟地黄洗净。鸡蛋煮熟去壳。全部原料放入锅内,加适量水,大火煮滚后,改小火炖1小时,汤成下少许蜂蜜调味即成。

[功效]补益肝肾,清心安神。适用于心烦失眠者。

21. 仙人掌白糖饮

[配方]仙人掌100g,白糖50g。

[用法]将仙人掌去刺洗净，捣成绒状，取汁，加入白糖，冲开水服，睡前或用餐时服用，每日 3 次，7 天为 1 个疗程。

[功效]行气活血，宁心安神。适于各种原因引起的心悸失眠症。

22. 枸杞子枣仁酒

[配方]枸杞子 45g，酸枣仁 30g，五味子 25g，香橼 20g，何首乌 18g，大枣 15 枚，白酒 1000mL。

[用法]将上药共捣粗碎，装入细纱布袋里，扎紧口，放入坛内，倒入白酒，封严。置阴凉处，7 天后开封，弃药袋，以纱布过滤，取滤液即成。每晚睡前饮服 20～30mL。

[功效]养肝血，安心神。适用于心肝血虚所致心烦失眠、多梦、健忘、神经衰弱等症。

23. 绞股蓝红枣饮

[配方]绞股蓝 15g，红枣 8 枚。

[用法]两物分别洗净，锅中放入适量水，用小火煮 20 分钟即可。每日 1 剂，吃枣喝汤。

[功效]健脑益智，镇静安神。可治神疲乏力、食欲减退、失眠健忘、夜尿频多等症。

24. 酸枣树根汤

[配方]酸枣树根(不去皮)30g，丹参 15g。

[用法]每日 1 剂，水煎 1～2 小时，分两次于午睡和晚上睡觉前服。一般 15 剂痊愈。

[功效]镇静安神。适用于神经衰弱、顽固性失眠。

25. 酸枣仁治失眠

[配方]酸枣仁 15g。

[用法]将酸枣仁焙焦为末，每日 1 次，睡前顿服。

[功效]补肝益胆，宁心安神。这是笔者常用的一个验方，效果非常好。

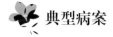 **典型病案**

刘某某，男，34岁，从事编程工作。初诊时间：2014年3月13日。大学毕业工作后，压力非常大，经常熬夜加班，从那时候开始，晚上总是没办法入睡，当时也没怎么在意，后来越来越严重，天天失眠，早晨总感觉就像通宵未眠一样，十分痛苦。因为失眠，严重地影响了工作和生活，工作上经常出差错，因此被多家公司辞退，每天都感觉精神恍惚，记忆力减退了很多，脑子总是空空的，每天晚上都很想睡，但是一躺在床上又毫无睡意，白天经常莫名地焦虑和烦躁，经常跟家人和同事吵架，变得人人讨厌……曾去过很多医院就诊，医生都说没有什么大碍，嘱其放松心情、多运动、按时作息，但失眠一直没有改善。后开始服用安定片，起初效果还行，但服用一段时间后，效果逐渐减弱，还服用过四十余剂中药和阿普唑仑片，使用过安眠贴、睡眠仪等，完全不起任何效果。患者非常烦恼，在朋友的介绍下来我处就诊。我认为此患者需要采取综合措施，于是给出了如下方案：

（1）暂时脱离目前工作环境，从事一些体力劳动，白天不要睡觉。

（2）放下思想包袱，保持乐观情绪，多参加文体活动，把个人融入集体中去，不再消沉。

（3）白天一有空闲时间，就自己按摩内关、神门、三阴交三穴，每次5~10分钟。

（4）每天晚上睡觉前用热水泡脚20~30分钟，在泡脚时用手搓揉涌泉穴和足跟，使全身感到微微出汗，这时喝点热水，上床睡觉。

（5）逐渐减少安眠药的用量，1周后停用；用炒酸枣仁打粉，每次5g，每日3次，温开水冲服。

患者按照以上方法坚持1周后，心也不烦了，情绪稳定多了，自己也有信心了，到第10天，每天晚上能睡4~5个小时，1个月后一夜能睡6~7个小时。患者多年的顽固性失眠告愈了，他又回到了心爱的工作岗位。

【按】该病例造成失眠的原因主要是工作压力非常大、经常熬夜加班所造成的。要解决得从源头上着手，暂时脱离原来的环境后，再采取一些综合措施，如自己按摩内关、神门、三阴交三穴，每天晚上睡觉前用热水泡脚，服用炒酸枣仁粉，终于使一位多年遭受顽固性失眠困扰的患者痊愈了。这是哪个办法起的作用？应该说是在暂时脱离原环境的基础上，各种综合措施共同作用的结果。

第十二节　失眠的中成药治疗

中成药属纯中药制剂，不良反应小，无依赖性，不产生医源性疾患，依从性好，而且价格便宜，疗效可靠，服用方便。它是我们祖先几千年来同疾病作斗争经验的总结，疗效确切。中成药品种繁多，如何使其取得最佳疗效，关键是学会辨证施用。也就是说出现失眠可以辨证地选择中成药，或配合其他方法进行治疗。现就能治疗失眠的各类型中成药予以介绍。

1. 天王补心丹

[方源]明·洪基《摄生秘剖》方。

[配方]丹参、当归、党参、茯苓、五味子、麦冬、天冬、地黄、玄参、远志、酸枣仁、柏子仁、桔梗、甘草、朱砂。

[功效]滋阴养血，补心安神。

[主治]用于心阴不足、失眠多梦。

[剂型]大蜜丸，每丸10g；小蜜丸；水蜜丸。

[用法]口服。大蜜丸，每次1丸；水蜜丸，每次6g；小蜜丸，每次9g，每日2~3次。

[禁忌]阳虚寒盛、湿热内蕴者忌用。

2. 朱砂安神丸

[方源]《寿世保元》方。

[配方]朱砂、黄连、地黄、当归、甘草。

[功效]清心养血，镇惊安神。

[主治]失眠多梦。

[剂型]水蜜丸。

[用法]口服，每次 6g(约 30 粒)，每日 1～2 次。

3. 安神定志丸

[方源]《医学心悟》方。

[配方]茯苓、茯神、人参、远志、石菖蒲、龙齿。

[功效]补气养血，安神定志。

[主治]惊恐不安，睡卧不宁，梦中惊跳怵惕等。

[剂型]上药为末，炼蜜为丸，如梧桐子大，辰砂为衣。

[用法]每服 6g，白开水送下。

4. 刺五加片

[配方]刺五加。

[功效]益智，补肾，安神。

[主治]脾肾阳虚，体虚乏力，食欲不振，腰膝酸痛，失眠多梦。

[剂型]本品为糖衣片，除去糖衣后显棕褐色，味微苦、涩。

[用法]口服。每次 2～3 片，每日 2 次。

5. 柏子养心丸

[方源]《证治准绳》方。

[配方]柏子仁、党参、黄芪、川芎、当归、茯苓、远志、酸枣仁、肉桂、五味子、半夏曲、甘草、朱砂。

[功效]补气，养血，安神。

[主治]心气虚寒，心悸不宁，失眠多梦，健忘。

[剂型]水蜜丸。

[用法]口服。每次 6g，每日 2～3 次。

6. 养血安神丸

[配方]首乌藤、鸡血藤、熟地黄、合欢皮、墨旱莲、仙鹤草。

[功效]滋阴养血，宁心安神。

[主治]于阴虚血亏而引起的失眠多梦、心悸头晕。

[剂型]本品为棕红色的浓缩丸，除去外衣呈棕褐色，味微涩。

[用法]口服。每次 6g(50 粒)，每日 3 次。

[禁忌]脾胃虚寒、大便溏者忌服。

7. 安神补脑液

[配方]淫羊藿、何首乌、红枣、干姜等组成。

[功效]健脑安神，生精补髓，益气养血。

[主治]肾精不足、气血两亏所致的头晕、乏力、健忘、失眠等证候者；神经衰弱症见上述证候者。

[剂型]本品为口服液。

[用法]口服。一次 10mL，每日 2 次。

8. 眠安康口服液

[配方]茯神、人参、酸枣仁(炒)、生姜。辅料为蜂蜜、甜菊甙、苯甲酸钠。

[功效]健脾益气，养心安神。

[主治]心脾两虚所致的失眠多梦、心悸健忘、神疲体倦、面色少华。

[剂型]本品为口服液。

[用法]空腹口服。一次 10mL，一日 3 次。

9. 活力苏口服液

[配方]制何首乌、淫羊藿、黄精(制)、枸杞子、黄芪、丹参。

[功效]滋养肝肾，宁神补虚。

[主治]年老体弱，精神萎靡，失眠健忘，眼花耳鸣，脱发或头发早白属气血不足、肝肾亏虚者。

[剂型]本品为口服液。

[用法]口服。每次 10mL，每日 1 次，睡前服，连服 3 个月为 1 个疗程。

10. 舒眠胶囊

[配方]酸枣仁、柴胡、白芍、合欢花、合欢皮、僵蚕、蝉蜕、灯心草等。

[功效]疏肝解郁，宁心安神。

[主治]失眠症，精神抑郁。临床应用能缩短入睡时间，改善睡眠质量，提高睡眠效率。舒眠胶囊对失眠症的疗效与年龄无明显相关性，

但与病程、病情相关，即病程越短，病情越轻，疗效越佳。

[剂型]为胶囊制剂，每粒装 0.4g。

[用法]口服。每次 3 粒，每日 2 次，

11. 解郁安神颗粒

[配方]柴胡、酸枣仁、龙齿、远志、白术、茯苓、半夏、胆南星、甘草、大枣。

[功效]疏肝解郁，安神定志。

[主治]由情志不畅、肝郁气滞所致的失眠、心烦、焦虑、健忘、更年期综合征者。

[剂型]颗粒剂，每袋 5g。

[用法]开水冲服。一次 5g，一日 2 次。服药期间要保持乐观情绪，少吃生冷及油腻难消化的食品。

12. 七叶神安片

[配方]三七叶总皂苷，辅料为微晶纤维素、预胶化淀粉、羧甲淀粉钠、硬脂酸镁等。

[功效]具有益气安神功能。

[主治]用于心气不足导致的失眠、心悸。

[剂型]本品为薄膜衣片，每片重 0.23g(含三七叶总皂苷 50mg)。

[用法]口服。一次 1~2 片，一日 3 次，饭后服或遵医嘱。

13. 血府逐瘀丸

[配方]当归、赤芍、桃仁、红花、川芎、地黄、牛膝、枳壳(麸炒)、桔梗、柴胡、甘草。

[功效]活血祛瘀，行气止痛。

[主治]瘀血内阻之头痛或胸痛，内热瞀闷，失眠多梦，心悸怔忡，急躁善怒。主要用于头痛、眩晕、脑损伤后遗症、冠心病、心绞痛等。

[剂型]本品为褐色的大蜜丸。

[用法]口服。每次 1~2 丸，每日 2 次，空腹用红糖水送服。

14. 甜梦口服液

[配方]刺五加、黄精、蚕蛾、桑椹、党参、黄芪、砂仁、枸杞子、

山楂、熟地黄、淫羊藿(制)、陈皮、茯苓、马钱子(制)、法半夏、泽泻、山药。

[功效]益气补肾,健脾和胃,养心安神。

[主治]头晕耳鸣,视减听衰,失眠健忘,食欲不振,腰膝酸软,心慌气短,脑卒中后遗症。对脑功能减退、冠状血管疾患、脑梗死、脱发也有一定作用。

[剂型]本品为口服液。

[用法]口服。一次10~20mL,每日2次。

15. 磁朱丸

[配方]磁石(煅)、朱砂、六神曲(炒)。

[功效]镇心安神,明目。

[主治]用于心肾阴虚、心阳偏亢所致的心悸、失眠、耳鸣耳聋、视物昏花。

[剂型]本品为红褐色至棕褐色的水丸,味淡。

[用法]口服。一次3g,一日2次。

[禁忌]肝肾功能不全、造血系统疾病者,孕妇、哺乳期妇女、儿童及体弱虚寒者禁用。磁朱丸含朱砂,不宜长期服用。

16. 安神补脑液

[配方]鹿茸、制何首乌、淫羊藿、干姜、甘草、大枣、维生素B_1。辅料为蔗糖、苯甲酸、苯甲酸钠、羟苯乙酯。

[功效]生精养髓,强脑安神。

[主治]用于肾精不足、气血两亏所致的头晕、乏力、健忘、失眠、神经衰弱症。

[剂型]本品为黄色或棕黄色的液体,气芳香,味甜、辛。

[用法]口服。一次10mL,一日2次。

[禁忌]过敏体质者慎用;儿童必须在成人监护下使用。

17. 人参归脾丸

[配方]人参、白术(麸炒)、茯苓、甘草(蜜炙)、黄芪(蜜炙)、当归、木香、远志(去心,甘草炙)、龙眼肉、酸枣仁(炒)。辅料为赋形

剂蜂蜜。

[功效]益气补血，健脾养心。

[主治]用于气血不足导致的心悸，失眠，食少乏力，面色萎黄，月经量少、色淡。

[剂型]本品为大蜜丸，每丸重9g。

[用法]口服。一次1丸，一日2次。

18. 安神补心丸

[配方]丹参、五味子(蒸)、石菖蒲、安神膏。

[功效]养心安神。

[主治]用于心血不足、虚火内扰所致的心悸、失眠、头晕、耳鸣。

[剂型]本品为棕褐色的浓缩丸，味涩、微酸。

[用法]口服。一次15丸，一日3次。

19. 枣仁安神颗粒

[配方]酸枣仁、丹参、五味子。

[功效]补心养肝，安神益智。

[主治]主要用于心肝血虚、神经衰弱引起的失眠、健忘、头晕、头痛。

[剂型]经浓缩后制成颗粒剂分装，每袋5g。

[用法]一次5g，用白开水冲服，临睡前服。

20. 脑乐静糖浆

[配方]丹参，五味子(蒸)，石菖蒲，安神膏(菟丝子、合欢皮、珍珠母、女贞子、首乌藤、地黄、墨旱莲)。

[功效]养心安神。

[主治]用于心血不足、虚火内扰所致的心悸失眠、头晕、耳鸣。

[剂型]本品为棕褐色的浓缩丸，味涩、微酸。

[用法]口服。一次15丸，一日3次。

21. 三宝胶囊

[配方]熟地黄、山药、玄参、山茱萸、鹿茸、菟丝子、杜仲、人参、灵芝、当归、麦冬、菊花、丹参、赤芍、五味子、砂仁、龟甲等。

[功效]阴阳双补，清脑养心。

[主治]肾气亏损所致的失眠多梦诸症。

[剂型]胶囊，每粒0.3g。

[用法]口服。每次3~5粒，每日2次。

22. 孔圣枕中丸

[配方]龟甲、龙骨、远志、菖蒲等。

[功效]宁心安神，益智固肾。

[主治]心肾不足所致的失眠多梦、神志不宁、健忘、惊悸不安。

[剂型]丸剂(蜜丸或水丸)。

[用法]口服。每次3~9g，每日2次。

23. 癫痫宁片

[配方]马蹄香、甘松、石菖蒲、钩藤、牵牛子、千金子等。

[功效]镇静安神。

[主治]失眠，癔症，癫痫。

[剂型]片剂，每片0.3g，相当于生药3g。

[用法]口服。成人1.2~1.8g，每日2~3次。儿童酌减。

24. 健儿乐颗粒

[配方]甜菊、竹叶卷心、钩藤、山楂、白芍、鸡内金等。

[功效]清热平肝，清心除烦，健脾消食。

[主治]用于心肝热盛、脾失运化所致的小儿夜惊夜啼、夜眠不宁。

[剂型]颗粒剂，每瓶3g；冲服剂，每袋10g(两种规格含药量相同)。

[用法]口服。因年龄大小而遵医嘱。

第十三节　失眠的运动疗法

随着社会的飞速发展，生活节奏的加快，失眠已成为人群中普遍存在的现象。目前我国有20%~30%的人患有不同程度的睡眠障碍，老年群体睡眠障碍的发病率更是高达40%。在我国，失眠已成为继头痛之后神经科门诊的第二大疾病。现就运动与睡眠的有关问题加以讨论。

一、运动健身促睡眠

引起失眠的原因很多。例如社会竞争力强，生存压力加大，这些压力长期得不到解决，会引起人们思虑过度，自主神经功能紊乱；有些人不能顺应社会的变革而调整自己心态以适应社会，导致心理疾患；女性由于更年期内分泌的改变等原因，均会引起失眠。另外，因工作或其他原因导致人际关系紧张，经常思虑，或因家庭矛盾、婚姻问题长期得不到解决都会引起失眠。

"要想睡得好，运动少不了。"意思是说运动与睡眠的关系十分密切，只有经常运动的人，才能睡得香，睡得深。在当前，健身运动已成为人们现代生活不可缺少的重要内容，是健康长寿的一大法宝。参加健身运动，贵在持之以恒。只要有顽强的意志，吃苦耐劳的精神，天长日久必然就会形成一个良好的习惯，使健身运动如同每天的吃饭、睡觉一样，成为生活的一部分。对失眠者来说运动尤为重要。失眠患者，应该经常运动，比如跑步、游泳、散步、爬山、打太极拳、打羽毛球等，平常尽可能多步行，以步代车，多参加一些体力劳动，多到户外去呼吸一下新鲜空气，晒晒太阳，这些都能使人晚上睡得更好、更深。

世界卫生组织提出，步行是"世界上最好的运动"。每走一步，可推动人体50%的血液动起来，活血化瘀；可挤压人体50%的血管，是最简单的"血管体操"；至少可运动50%的肌肉，有效保持肌肉总量。步行有以下诸多益处：能够增强记忆力，打开经络，疏通脉络，使人身心轻安；能够增强心脏功能，疏通血管，使血液循环通畅，减少心肌梗死的发生；能够增强肌肉力量，减少疾病，辅助治疗"三高"，增强肾功能；还能够使人形体美丽，耳聪目明，精神愉快，延年益寿，益于大脑健康！

那么要怎么运动呢？原卫生部首席健康教育专家洪昭光教授指出掌握好三个字即可——三、五、七。"三"是指每天最好步行约3公里，时间在30分以上；"五"是指每周运动5次左右，只有有规律的健身运动才能有益健康；"七"是指有氧运动的强度，以"运动后心率加年龄＝

170 左右"为宜。这相当于一般人中等强度的运动。比如说 50 岁的人运动后心率达到 120 次／分，50 + 120 = 170。如果身体素质好，有运动基础，则可以多一些，达到 190 次左右；身体差可以少一些，年龄加心率达到 150 左右即可。总之，步行运动要量力而行，否则会产生无氧代谢，损害健康。心脏病专家黄从新教授说，步行是一种很适宜的功能锻炼运动，能减少下肢静脉栓塞，增强人体新陈代谢，有利于细胞再生，还能促进周围血液循环，使心脏供血充足。黄从新教授还说，走路时注意挺胸收腹，步态要正，最好深呼吸，就能取得最佳的锻炼效果。他原来患有高血压、高血脂、糖尿病，经过长期不间断步行锻炼，现在这些疾病一扫而光，一切检查指标均正常，这就验证了步行是一种很好的锻炼方式。

二、运动为什么能促进睡眠？

人一旦失眠，就会影响到人们的生活、工作和学习，如果长期得不到缓解，必然会导致恶性循环，使人陷入烦恼中，而且还会引发其他疾病，如可直接诱发心脑血管、神经、肾脏、性功能等方面的疾病。科学家发现，约 1/3 的高血压和 1/5 的心脏病是由不良睡眠引发的，失眠会明显降低生活质量，引起抑郁、注意力不集中，导致事故发生，增加医疗费用。而长期服用安眠药物也会引起药物依赖和副作用。那么运动为什么能够促进睡眠呢？其理由如下。

(一) 运动会影响体内多种激素的产生

运动时能促进人体大脑分泌内啡肽，内啡肽是一种比吗啡还强 5 ~ 10 倍的镇痛、镇静物质，能抑制兴奋，迅速缓解人体疲劳，有催眠作用，可促进睡眠的深度，从而使睡眠进入一个良性循环。这是人体自身产生的一类内源性具有类似吗啡作用的肽类物质。

(二) 规律运动可以调节生物周期节律

生物周期节律也就是所谓的生物钟，生物钟对睡眠的影响与光线对睡眠的影响一样强烈。从巴甫洛夫学说的观点看，规律运动可以调节生物周期节律，促使条件反射形成，条件反射一旦形成，人到时候就有睡意。

（三）运动会增加体温

睡前做一些如快速散步之类的轻微运动，可以促进体温升高。散步会使身体微微出汗，停止以后体温则开始下降，睡觉前再洗个热水澡，人将很容易进入深度睡眠，提高睡眠质量。

（四）运动能够缓解压力

运动有助于缓解压力，减少梦中惊醒，减轻失眠症状。俗话说："白天多动，夜里少梦。"也就说明了白天多运动，能提高睡眠质量，使人不做梦，或少做梦。

三、选择什么时间运动最合适？

科学研究表明，选择最佳的时间去锻炼，可以调动机体最大的潜能，起到事半功倍的效果；否则，会给机体带来损伤，事倍功半。我们应该选择什么时间锻炼呢？早晨不是越早越好，而是越迟越好，宜晚不宜早，也就是说太阳出来后，所有植物能进行光合作用，放出氧气，空气中氧气含量开始增多，这时锻炼能更充分利用氧气，而且太阳照射在皮肤上，还能促进维生素 D 的合成，有利于钙的吸收，可预防骨质疏松症。当然，挑选下午锻炼是最科学最安全的运动。如果选择下午锻炼，人体内的甲状腺素和皮质激素含量明显增加，人体新陈代谢的关键激素也大量分泌，它能促进人体的能量代谢，成倍地加快体内微循环。下午 3~6 点，肌肉的耐力、力量状态最佳，因此这个时间段锻炼效果最好。

早晨、睡前不宜做剧烈运动。临睡前做过量运动，会令大脑兴奋，不利于提高睡眠质量；晨起人体体温较低，关节和肌肉最为僵硬，所以最宜做一些强度较小而又需要有耐力的运动。另外，由于晨起心率和身体被唤醒的程度也最低，所以，是从事一些需要双手稳定性较好的运动，如射箭、投掷等运动的大好时机。

你决定每天什么时间锻炼，要看两件事情，一是看人体生理节律特点，二是看外部环境状况。如果你是一个职业运动员，清晨用于技巧训练是最佳时间。而下午 3 点以后（夏天天黑得迟，可以到晚上 8 点，这个没有绝对定数，根据季节来定），通常是锻炼的最佳时段。因为此时体温上升，肌肉的力量和弹性开始达到顶点。下午 3 点左右呼吸道的支气管平滑肌最为松弛（此时肾上腺素分泌最为旺盛），因而呼吸通畅，这意味着你能吸入更多的氧气，而氧气能增加肺活量，帮助心脏更有效地工作。肾上腺素增加，表明你的体能在增加，对痛苦的承受能力也在提高，这样你便能挑战自我而没有太多的不适。另一方面，一天内人的生物钟基本运动趋势是下午 4 点处于最高潮，而清晨 4 点生物钟刚好处于最低潮。清晨人的体温最低、脉搏最慢，生物钟在低谷振荡，如果此时开始锻炼，等于从休息状态突然进入到剧烈运动中。如果平常对身体的节奏缺乏认识，就不懂得从中受益。一天当中，人吸氧量的峰值在下午 6 点左右；早上体温一般是 35℃ ~ 36.1℃，而下午可以升高到 37.4℃，上、下午体温一般相差 1℃；人的嗅觉、视觉和触觉都在下午 5 ~ 7 点的时候最为敏感，心脏的跳动率及血压的上升率也以下午 5 ~ 7 点时最为平稳。

以上是从人体生理节律特点方面讲的。从外部环境状况来讲，早上 6 点以前，空气污染正是高峰，空气含氧量低，并且由于绿色植物一夜没有进行光合作用，空气中积累了大量的二氧化碳和有害物质，所以最好 6 点以后晨练，也就是说太阳出来以后开始进行晨练；而午后则与此相反，空气中含氧量高，而二氧化碳和有害物质含量低。其原因是早晨绿色植物进行了一夜的呼吸，释放了大量的二氧化碳，即使太阳出来了，空气中含氧量也没有下午多，不利于肌肉健康呼吸；而午后由于植物在太阳出来后进行光合作用，释放了大量氧气，空气中含氧量大，此时进行锻炼，利于肌肉进行有氧呼吸，有利于健康。

早晨不宜进行大运动量锻炼，一是因为早晨空气质量差，二是因为身体的新陈代谢处于亟待能量补充的阶段，不适宜大量消耗。但是，早上进行适量运动，可以改善睡眠的质量，每天 1 小时的伸展运动及散步皆可帮你缓解许多睡眠问题。几项关于运动对于改善睡眠问题的研究显示：运动可以帮助老年人入睡和维持睡眠。早上步行 1 小时对于缓解失眠症状效果惊人，每周早上至少运动 3.5 ~ 4 小时的人比较容易入睡。

晚上运动量愈大，改善睡眠幅度愈小，傍晚运动量较小者反而能改善睡眠。从事规律运动者的睡眠质量一般都较好。运动可放松身体及让心理平静，且可消除沮丧与焦虑(这两个是造成失眠问题的常见因素)。睡眠的改善并不是立竿见影的，也许要在开始运动后1～2周后才会显现出来。也有研究发现，没有运动习惯且没有心血管疾病的老年人，在16周中，每周4次，每次30～40分钟的低强度有氧运动及快步走运动后，每天比以前多睡了1小时，且睡眠潜伏期时间只有以前的一半。有规律的运动可以提高中枢神经系统的核心温度，而使身体进入困倦状态，就好像洗完热水澡似的。另外，有规律运动能够增加身体适应能力(身体适应能力指身体适应某种环境的能力，包括心肺能力、力量能力、柔韧能力)，提高耗氧量及减少压力。研究发现，只要有运动习惯的人，均会睡得比较好。对健康人来说，一般规律性的耐力运动，像走路、游泳、骑自行车、练太极拳、爬山等，每周3～5次，每次30～60分钟，是比较常见的改善睡眠质量的运动处方。这些都是保持身体灵活性和增加身体耗氧能力的好方法。但是在有雾的早上最好不要在户外锻炼，由于空气污染，雾中含有许多对人体有害的物质，当人们在雾中长跑或做剧烈运动，会吸入许多对人体有害的物质，刺激呼吸道，容易引起咳嗽、吐痰，时间一长有可能形成气管炎。

四、什么锻炼项目最合适?

进行身体锻炼，可以选择的项目相当多，比如跑步、游泳、散步、爬山、打太极拳、打羽毛球、打乒乓球、打篮球等，每个人可根据自己的年龄、体质、环境等进行选择。但就绝大多数人来说，多选择走路这种最简单的运动形式。平常尽可能多步行，以步代车，多参加一些体力劳动，多到户外呼吸一下新鲜空气，晒晒太阳，这些都能让你晚上睡得更好、更深。美国新泽西州州立大学马克·萨尔斯曼教授曾做过一项试验研究，结果表明，睡前散步可使失眠得到改善，使睡眠质量大大提高。他将35～55岁和56～75岁两个年龄段各24名失眠者分成两个试验组。其中一组不做任何运动，睡前让他们看书和看电视;另一组在睡前去散步。经过2周的试验，结果表明，户外散步组24人中，有7人能在 10 分钟内入睡，11 人能在 15 分钟内入睡，5 人能在 20 分钟内入睡，1 人能在 30 分钟内入睡，散步组比不散步组总的入睡时间少 60%，而且醒来的次数大大减少，睡眠深度增加，这一点尤以 55 岁以上年龄段失眠者更明显。萨尔斯曼教授说，失眠者散步的距离，要视个体身体情况而定，以散步后感到略带疲倦为宜。散步回来要马上睡觉，尽量不要再做其他事情。对健康人来说，一般规律性的耐力运动，像步行、游泳、骑自行车、练太极拳、爬山等，每周 3~5 次，每次 30~60 分钟，是比较常见的改善睡眠质量的运动处方。这些都是保持身体灵活性和增加身体耗氧能力的好方法。失眠者应逐渐锻炼，每天可做体操或游泳等，但不要运动过量。一旦出现气喘或全身乏力就要停止运动。运动之前要做几分钟的预备活动，运动后逐渐放松，还可做些柔软的伸展运动和柔软体操，或轻快地步行，并且一边走一边摆动手臂。如果出现了失眠，千万不要背上思想包袱，放松心情，坚持规律性运动，相信对你的睡眠一定会有帮助的。运动改善睡眠，这已是众所周知的结论。运动后以身上微微出汗最为合适，切不可大汗淋漓。特别是对于中老年人来说，散步或快步行走，或小步慢跑是最好的运动之一。因为它是最经济、最有效的减肥运动，还有利于提高心肺功能，促进机体的新陈代谢，预防神经衰弱，增强神经系统的功能，同时有利于增加骨质密度。这样的运动为什么不去参加呢？我国著名的老艺术家秦怡老师，1922 年生，1966 年时 40 多岁，不幸患肠癌。手术后，她平时靠散步或快走来锻炼身体，每天平均 5000 至 1 万步。现在已 90 多岁了，身体仍然很健康。西方医学之父希波克拉底说过，行走是人类最好的补药。可以不夸张地说，行走是一剂"万灵药"，它几乎对所有的慢性疾病都有预防和治疗作用，对失眠症来说也不例外。

1992 年世界卫生组织指出，步行是世界上最好的运动，不仅可以减少糖尿病、高血压的发生率，还能降低高脂血症的发病率，使动脉硬化改善，让人脑子更清楚，防止老年痴呆症的发生。朋友们！为了我们有一个健康强壮的体魄，吃得香、睡得熟、能无忧无虑地生活，还是迈开双腿，向健康进发吧！

第十四节　营造舒适的睡眠环境

睡眠是人们每天正常的生活活动，像每天正常的吃饭、呼吸一样，已经成为一种自然而然的习惯，每晚自然而然地上床睡觉，第二天清晨又自然而然地醒来。看起来没有什么特殊之处，然而，为了保证人们健康、高效率、高质量的睡眠，除了好的心理环境外，还需营造一个有利于睡眠的舒适的外部环境，拥有健康舒适的睡眠环境是很多人所期望的。对于失眠者来说，卧室的用具，比如床、被褥、枕头、窗帘、灯光、家具，色调的明暗更为重要，正确选择睡眠用具，有利于促进睡眠，提高睡眠质量。下面就这些设备如何选购，如何布置来谈谈笔者的心得。

一、怎样选择睡眠用具?

所谓睡眠用具，我们都知道，无非是床、枕头、被褥、床单等物品。但是对于睡眠不佳的人来说，选用适合自己的睡眠用具是十分重要的事。床铺的好坏，对睡眠产生着重要的影响。什么样的床铺是最适合我们使用的呢? 我们除了考虑其外观的高雅，也不能忽视其对睡眠的作用。

(一) 软硬适中

成年人的床可以选择柔软的弹簧床，这类人群骨骼已经完全发育成熟，应该本着舒适、宽敞的原则选择床铺。老年人的骨骼已经变得疏松，骨质也很脆弱，所以，软硬适中的床铺更适宜他们。软硬适中的床铺对促进睡眠有利。过硬的床会使人感到坚硬直挺，不易入睡；而太软的床虽然很舒服，但是长期使用，会造成人体脊椎变形，产生驼背的现象。

(二) 高低适度

床铺的高度应该以人的膝盖到地面的距离为宜，不能过高，也不能过低，否则床面的通风不良，身体容易接受潮气，诱发关节疾病，而且过低的床面，人在落座的时候，会很不舒服。

（三）床的方向

在安放床时，都应南北顺向，人睡觉时头北脚南，使机体不受地磁场的干扰。

二、怎样选择枕具？

枕头的主要作用是放松身体、保护头部、促进睡眠。所以，选用一个舒适的枕头也是缓解失眠的方法之一。选用枕头主要看其高度、宽度和材质。

（一）枕具的高度

人在仰卧时，头比身躯高一拳（约10cm）为宜，在这种高度，人们的睡眠能达到最高质量。枕具也不能过低，否则会使脑部的血流量增多，诱发头晕等疾病。

（二）枕具的长度

应以翻一个身仍能枕在枕头上的原则来判定枕头的长度。

（三）枕具的内胆

枕芯的选择应以松软有弹性且软硬适中为好，枕芯不宜太软或太硬。太软难以保持一定的高度，太硬则与头皮接触面积减小，压强加大，头皮不舒服。现代的枕芯中多以荞麦皮及木棉为主，这种充填物软硬适中，所以适合人们睡眠使用。

现在还有药枕。药枕有良好的防病保健作用，所以，民间就有"睡觉伴药枕，闻香能治病"的说法。药枕中药物多具有芳香走窜的性质，作用于头部后侧的穴位，再经过经络的传导，对人体有调和气血、祛病健体的作用。药枕多用于有疾病的人。用于失眠、神经衰弱的药枕有菊花枕、茶叶枕、决明子枕、绿豆枕等，详见本章第九节"失眠的药枕疗法"。

三、怎样选择被褥？

选择适宜睡眠的被褥应遵循以下几点。

（一）被褥的长度、宽度及厚度

被褥应以宽大、舒适为宜。被具要满足人们在睡眠状态或翻滚后，仍能覆盖身体的要求。褥具要比人体长，并且是人体宽度的两倍才算合适。

（二）被褥的材质要选择棉布面料

棉布柔软，而且吸汗及透气性好，秋冬时间，也不易引起静电，是最适宜人体的面料。

（三）被褥的填充物

被褥填充物以棉花及丝绵为上等。因为棉花适用于各类人群，其轻便、透气且保暖性能良好。丝绵内胆是被褥中的上品，覆盖在身体上非常轻。

四、睡眠的环境

睡眠的好坏与睡眠环境关系密切。在什么样的环境中睡眠质量最好？应从以下几个方面来考虑。

（一）色彩合适

一般说来，失眠者卧室的墙壁应以淡蓝、浅绿、白色为佳，这样会给失眠者以宁静、典雅、舒适的感觉，使人睡意更浓。若能将窗帘、壁画、床罩及被褥也配成淡绿或淡蓝色则催眠效果更佳。

（二）光线合适

在环境安静、光线较暗的环境里更容易使人入睡，对深度睡眠都是有好处的。嘈杂的环境、光照强度，会使人心情无法宁静而难以入眠。因此，在卧室点一盏小红灯，有助于入眠。

（三）合适的温度，有利于入眠

冬季，卧室的温度大体应保持在 19℃ 左右，其他季节保持在 22℃ 最适宜。

（四）保持室内空气新鲜无异味

冬季关闭门窗后吸烟留下的烟雾以及燃烧不全的煤气，也会使人不能安睡。冬季天气暖和时要经常开窗换气，以中午 11 点以后开窗换气为好；尽量不要在室内抽烟，以免污染空气。

另外，卧室的布置要注意几个方面。卧室朝南或朝西南方向阳光充足，空气流通好，晚上自然很舒适。另外，睡眠的空间宜小不宜大，越小越使人感到亲切与安全。床铺的宽度，单人床以 70cm 以上为好。睡床以一边床头靠墙，两侧留出通道为好。以利于上、下床。被褥要柔软、轻松、保暖、干燥与清洁；睡衣宜宽大，床单枕套等要常洗晒。床下不堆积杂物，以免藏污纳垢，招致蚊虫鼠蚤的滋生与繁殖，干扰睡眠。最后要强调的是，睡眠时卧室的温度不能太高，最好冬季控制在 18℃~25℃，而湿度介于 30%~80% 为宜，保持低温可以降低糖尿病和其他代谢性疾病的风险。

参考书目

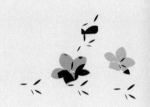

1. 秦伯未. 中医临证备要［M］. 北京：人民卫生出版社，1979.

2. 熊吉东. 睡眠障碍［M］. 北京：人民卫生出版社，2009.

3. 李不白. 告别失眠——走出失眠的长夜［M］. 北京：经济管理出版社，2013.

4. 魏保生. 失眠［M］. 北京：中国医药科技出版社，2013.

5. 余萍客. 催眠术与催眠疗法［M］. 太原：山西科学技术出版社，2013.

6. 朱平，吴小光. 激光血液辐射疗法［M］. 北京：人民军医出版社，2012.

7. 李清亚. 中药泡浴方剂精选［M］. 北京：金盾出版社，2008.

8. 薛定明. 神奇耳穴按摩与诊疗［M］. 北京：电子工业出版社，2014.

9. 刘晓燕. 失眠防治一本通［M］. 北京：人民军医出版社，2010.

10. 张春花，李福玲，韩明. 失眠的自我疗法［M］. 北京：中国中医药出版社，2006.

11. 王进虎，王宝莉，王文军. 杏林求真［M］. 西安：陕西科学技术出版社，2013.

12. 孙呈祥. 轻松足疗百病消［M］. 杭州：浙江科学技术出版社，2013.

13. 刘建桥. 失眠奇效良方［M］. 北京：人民军医出版社，2010.

14. 李增黉. 失眠症自我调理［M］. 北京：人民军医出版社，2010.

15. 李春源，谢英彪. 失眠简便自疗［M］. 北京：人民军医出版社，2011.

16. 杨力. 杨力谈养生：睡好就好［M］. 北京：农村读物出版社，2010.

17. 刘森亭，周志杰，张争昌. 耳穴贴压疗法［M］. 西安：陕西科技出版社，1991.

18. 许平东. 新编耳穴诊疗手册［M］. 上海：上海科学技术文献出版社，2001.

19. 黄鼎坚. 点穴疗法[M]. 南宁：广西科学技术出版社，1988.

20.《中医养生保健读本系列丛书》编委会. 一学就会耳穴按摩治百病[M]. 北京：中国轻工业出版社，2010.

21. 钟梅泉. 中国梅花针[M]. 北京：人民卫生出版社，1984.

22. 王肖岩. 穴位贴药疗法[M]. 长沙：湖南科学技术出版社，1981.

23. 陆寿康，孔尧其. 实用头针大全[M]. 上海：上海科学技术出版社，1993.

24. 江克明，包明蕙，周耀辉. 敷脐疗法[M]. 上海：上海中医学院出版社，1992.

25. 谢文英. 传统泡脚足疗一本全[M]. 乌鲁木齐：新疆人民卫生出版社，2014.

26. 马秀棠. 点穴疗法[M]. 西安：陕西科学技术出版社，1981.

27. 单桂敏. 单桂敏灸除百病[M]. 长春：吉林科学技术出版社，2010.

28. 洪素贤. 图解神奇足疗[M]. 北京：中国中医药出版社，2012.

29. 任云. 指压穴位治百病[M]. 赤峰：内蒙古科学技术出版社，2003.

30. 韩镇圭. 睡眠书[M]. 李学权译. 南宁：广西科学技术出版社，2010.

31. 项星. 好享睡觉[M]. 南京：江苏文艺出版社，2010.

32. 冯观富. 睡出好心情[M]. 广州：暨南大学出版社，2011.

33. 梅文宇. 睡眠书(双色)[M]. 北京：电子工业出版社，2011.

后　记

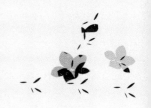

对失眠治疗的探索

　　我对失眠治疗的探索可以说是伴随着我的整个人生的，大致可分为两个阶段，即青年阶段和老年阶段。

　　1957 年在我上高中时，学习压力大，不知不觉就患上了失眠症。由于睡眠不足，白天头昏，无精打采，直接影响到学习成绩，十分痛苦。那时我只认为是学习压力大造成的，应少学习，多休息，坚持锻炼身体。对学习，我采取了课堂认真听讲，课外利用自习做作业和复习，从不开夜车熬夜，抓好正规学习时间；在课外活动中，积极进行体育锻炼，除了参加早操、下午的课外活动外，还在中午、晚饭后去锻炼身体，主要是打篮球、练长跑、跳高、跳远等项目。总之，白天让身体疲乏无力，晚上就能尽早入睡，不失眠。经过一段时间的调理，睡眠逐渐好转，很少失眠。这样的学习生活方式，我一直保持到大学毕业。此外，我的运动成绩还得到了提高，在 1959 年举办的全国中学生体育通讯比赛中，我参加了五项全能，在全国参赛中学中名列第四名，100 米短跑成绩也达到了 12 秒多。在同年举办的蒲城县马拉松比赛中，200多名选手参加，我取得了 3 小时 11 分钟的好成绩，名列第十名。

　　当我步入老年以后，经常入睡困难。我在学习针灸时，书上介绍失眠穴对治疗失眠很有效，我就想试一试按摩失眠穴对入睡困难的治疗效果。于是每晚 9 点前先用热水泡脚 20 分钟，上床后平躺在床上，先用双手拇指按住翳风穴，再用食指按住风池穴，这时将拇指再移至两穴连线的中点，即失眠穴的位置，用双手拇指做旋转式按摩，顺时针和逆时针各 200 次，共 400 次。一边按摩，一边在心里默默地数数，50 次为一个计数单位，两个 50 为 100，共计 4 个 100。在按摩的过程中，就会有睡意来临，不断地张口打哈欠；按摩完毕后，静静地躺在床上，没几分钟就进入梦乡了，一觉可以睡上 7～8 个小时。之后很长一段时间，我在学习针灸按摩时，得知神庭穴、内关穴、神门穴对治疗失眠很有效，于是我又开始进行试验。这一次采取白天按摩的方法，每次按摩神庭穴、内关穴和神门穴 2～3 分钟，每天 3 次，或每穴按摩 150～200 次，一有空闲时间就按摩，晚上 9 点前准时上床，躺在床上，还可以对上述穴位再按摩几分钟，然后闭目静养，不想任何问题，这样不一会儿就进入梦乡了。近几年来，我又改变了原来的催眠方法，白天照常按摩百会、神庭、神门、内关、太阳等穴位，晚上临睡前用热水泡脚 20 分钟，上床后用手心搓揉涌泉穴，两侧交替进行，每侧搓揉 150～200 次，同样能够很快入睡，而且我发现睡眠时间延长了近 1 小时，原来老是凌晨 3 点到 4 点多醒来，现在多在 4 点以后醒来，有时还到 5 点多才醒来。近年来，不知听哪位朋友介绍，晚上泡完脚上床后躺平，把手的中指或其他手指放到肚脐（即神阙穴）里，这时脑子里只想着肚脐眼，随着自然呼吸默默地数着呼吸次数。一般情况下，当你数到 50 次左右，就会有睡意出现，不停地张口打哈欠，这时可以摆好自己习惯的睡觉姿势，静下心来，手指也不用一直放在肚脐里，但意念中还是一直想着肚脐，不一会就自然进入梦乡了。我试了一下，还真灵，从此就和失眠说再见了。

通过不断地学习，并且不断地在自己身上实践，不断地总结，我对全身有镇静作用、能催眠的穴位进行了整理和试验。通过实践，积累了非常丰富的经验，在此基础上才萌发了写这本书的想法，把这些自我疗法介绍给更多被失眠困扰的朋友们，让他们不用求医，不用求人，不用花钱，自我调理，远离失眠，舒舒服服地睡好每一天。

按摩何时进行好呢？根据我的体会，可以这样做：有时间就进行，可以在坐任何交通工具、看电视、听报告、聊天、慢步行走时。总之，不拘时间、地点，只要有时间就可进行，但临睡前进行按摩或睡在床上进行按摩效果更好。这里还应特别强调的是：找到一个能够解决失眠的自然疗法不容易，长期坚持不懈地做下去进而获得成功更不容易，人们往往最容易犯的错误是"三天打鱼，两天晒网"，失败的原因不是方法不对，而是毁于没有恒心、没有坚持到底最终获得成功的毅力，这是问题的症结所在。所以，只要方法对头，坚持不懈就能到达彼岸，从而获得胜利！